Pierre Mukadi-Kaningu

Qualité du diagnostic biologique du paludisme en RD Congo

Pierre Mukadi-Kaningu

Qualité du diagnostic biologique du paludisme en RD Congo

Éditions universitaires européennes

Imprint
Any brand names and product names mentioned in this book are subject to trademark, brand or patent protection and are trademarks or registered trademarks of their respective holders. The use of brand names, product names, common names, trade names, product descriptions etc. even without a particular marking in this work is in no way to be construed to mean that such names may be regarded as unrestricted in respect of trademark and brand protection legislation and could thus be used by anyone.

Cover image: www.ingimage.com

Publisher:
Éditions universitaires européennes
is a trademark of
International Book Market Service Ltd., member of OmniScriptum Publishing Group
17 Meldrum Street, Beau Bassin 71504, Mauritius

Printed at: see last page
ISBN: 978-3-8416-7239-1

Copyright © Pierre Mukadi-Kaningu
Copyright © 2015 International Book Market Service Ltd., member of OmniScriptum Publishing Group
All rights reserved. Beau Bassin 2015

DEDICACE

A toi El SHADDAY, pour ta profonde et gratuite affection envers moi.

Grâce à Toi, un diplôme de plus est ajouté à mon curriculum vitae !

A ma très chère épouse Mamie MBIYA TSHIBANGU

pour ton soutien inlassable tout au long de mes recherches,

que ce travail ouvre davantage des portes qui demeuraient encore fermées devant nous ;

A ma progéniture,

Kepha MUKADI MBUYI, toi mon fils aîné, force de ma jeunesse,

Hortensia NTUMBA MUKADI, Asaph MWAMBA MUKADI

et Marie Ange TSHIABU MUKADI,

vous tous qui êtes richesse de ma vieillesse,

que ce mémoire soit pour vous un modèle d'assiduité et de persévérance dans la vie ;

A ma mère Hortense NTUMBA MUTOMBO,

toi qui, malgré le départ prématuré de mon père David MBUYI,

as consenti avec d'énormes courage et sacrifices à mon éducation et à mon instruction ;

Ce mémoire, résultat de votre amour, vous est dédié.

REMERCIEMENTS

Ce travail a été effectué à l'institut national de recherche biomédicale (INRB), laboratoire national de santé publique, grâce au financement de l'accord-cadre entre l'institut de médecine tropicale (IMT) et l'INRB, financé par la direction générale de la coopération au développement du gouvernement belge.

Nous remercions la direction générale de l'INRB pour avoir autorisé l'utilisation des données générées dans ce projet comme matières pour le présent mémoire.

Nous exprimons nos sentiments de reconnaissance et nos sincères remerciements à toutes les personnes qui, de loin ou de près, ont contribué à la rédaction de ce mémoire.

Notre reconnaissance est exprimée aux professeurs Jean Jacques MUYEMBE TAMFUM et Jan JACOBS pour nous avoir confié la responsabilité des activités de l'assurance qualité à l'Institut National de Recherche Biomédicale ainsi que pour leur encadrement.

Nous remercions également tous nos encadreurs pendant les activités et lors de la rédaction de ce mémoire. Il s'agit des professeurs Pascal LUTUMBA TSHINDELE, Jean LUAMBA LUA NSEMBO, Christophe NYEMBO MUKENA, Berry KAPIA LUBAMBA, Veerle LEJON et Philippe GILLET ; et exceptionnellement du docteur Albert LUKUKA KILAUZI.

Nous remercions particulièrement Albert KANZA, Jean Bosco MAYUNDA, Magellan MOPITILONGO, Nicole SHESHE, Marcelline FUKIENO, John NGOYI, Roger BAKUMONDO, Briston MONGITA, Jacques LIKOFATA, Léopold MORISHO, Raphaël SENGA et Bernadette TCHOLA pour leur franche collaboration. Par leur disponibilité nous avons réalisé les évaluations externes de la qualité dans toutes les provinces de la République Démocratique du Congo.

Nous témoignons aussi notre reconnaissance envers tous les professeurs qui nous ont encadré pendant les séminaires programmés à l'Université Pédagogique Nationale et aussi à l'Université de Lubumbashi tout au long de ce cycle.

Il est difficile dans ces quelques lignes, de remercier toutes les personnes qui nous sont chères. Que leur dire ! Sinon, que tous ceux qui, de près ou de loin, nous ont apporté une contribution quelconque durant notre formation et pendant la rédaction de ce mémoire, daignent trouver ici l'expression de nos sincères remerciements et de notre profonde reconnaissance.

LISTE DES ABREVIATIONS

C	: Contrôle (bande de contrôle)
CDC	: Center for Diseases Control and prevention
CEI	: Comité Electrotechnique International
CTB	: Coopération Technique Belge
DASRI	: Déchets à Activités des Soins à Risque Infectieux
DGCD	: Direction Générale de la Coopération au Développement
EEQ	: Evaluation Externe de la Qualité
EDTA	: Etilène Di-amino Tetra- Acétique
ELISA	: Enzyme-Linked ImmunoSorbent Assay
FM	: Frottis Mince
GB	: Globule Blanc
GE	: Goutte Epaisse
IMT	: Institut de Médecine Tropicale
INRB	: Institut National de Recherche Biomédicale
IQR	: Interquartile
ISO	: International Organization for Standardization
LABM	: Laboratoire d'Analyses de Biologie Médicale
LQM	: Laboratory Quality Management
N.B.	: Notez Bien
OMS	: Organisation Mondiale de la Santé
p	: valeur p
PCR	: Polymerase Chain Reaction
Pf	: *Plasmodium falciparum*
pH	: potentiel d'hydrogène
pLDH	: protéine Lactate DésHydrogénase
PNLP	: Programme National de Lutte contre le Paludisme
PNLT	: Programme National de Lutte contre la Tuberculose
RDC	: République Démocratique du Congo
SD	: Standard Deviation
Spp	: sous espèces
TDR	: Test de Diagnostic Rapide
WHO	: World Health Organization

LISTE DES TABLEAUX

Page

Tableau I	Avantages et inconvénients du diagnostic microscopique et rapide du paludisme..	32
Tableau II	Laboratoires participants à la 1ère session EEQ de la microscopie du paludisme	42
Tableau III	Echantillons EEQ 1, informations cliniques et résultats de référence	43
Tableau IV	Résultats des participants à l'EEQ 1 pour l'échantillon 1	44
Tableau V	Résultats des participants à l'EEQ 1 pour l'échantillon 2	45
Tableau VI	Résultats des participants à l'EEQ 1 pour l'échantillon 3.............	46
Tableau VII	Qualité des frottis minces et épais des participants à l'EEQ 1.........	48
Tableau VIII	Laboratoires participants à la deuxième session EEQ	52
Tableau IX	Echantillons, informations cliniques et résultats de référence à la deuxième session EEQ	53
Tableau X	Résultats des participants à l'EEQ 2 pour l'échantillon 1.............	54
Tableau XI	Résultats des participants à l'EEQ 2 pour l'échantillon 2.............	55
Tableau XII	Résultats des participants à l'EEQ 2 pour l'échantillon 3..............	56

LISTE DES FIGURES

Page

Figure 1	Cycle des *Plasmodium* spp..	21
Figure 2	Préparation d'une goutte épaisse et frottis mince	25
Figure 3	Schéma pour lecture microscopique d'une préparation....................	27
Figure 4	Images microscopiques d'une goutte épaisse et d'un frottis mince	27
Figure 5	Comptage des parasites et des globules blancs dans les champs microscopiques	29
Figure 6	Principe de fonctionnement d'un TDR paludisme	31
Figure 7	Distribution des densités parasitaires par μl de sang pour l'échantillon 1 de l'EEQ 1..	47
Figure 8	Distribution des densités parasitaires par μl de sang pour l'échantillon 2 de l'EEQ 1	47
Figure 9	Distribution des taux de positivité des GE réalisées par les participants, EEQ 1..	49
Figure 10	Nombre des GE analyées mensuellement par les participants et taux des réponses correctes pour les 3 échantillons EEQ 1..........................	51
Figure 11	Densités parasitaires des trophozoïtes de *P. falciparum* par les laboratoires participants à l'EEQ 2...	57

RESUME DU MEMOIRE

Nous rapportons les résultats de deux évaluations externes de la qualité (EEQ) du diagnostic microscopique du paludisme réalisées en République Démocratique du Congo (RDC).

Les laboratoires participants faisaient partie du réseau des laboratoires du programme national de lutte contre la tuberculose. En 2010, l'évaluation de 174 laboratoires avait porté sur 3 gouttes épaisses et frottis minces colorés (lame 1 : trophozoïtes de *Plasmodium falciparum* 177000 / µl, lame 2 : trophozoïtes de *Plasmodium falciparum* : 2500 /µl et lame 3 : aucun parasite). Une lame didactique contenait les corps de Jolly Howell et une autre lame de goutte épaisse était demandée aux participants pour évaluer la qualité de leurs techniques de coloration. En 2011, l'évaluation de 277 laboratoires avait porté sur 3 gouttes épaisses et frottis minces colorés (lame 1 : gamétocytes de *Plasmodium falciparum*, lame 2 : trophozoïtes de *Plasmodium falciparum* 113530 /µl et lame 3 : aucun parasite).

Lors de la première session EEQ, seulement 26,2% des participants ont rapporté le diagnostic correct sur les 3 échantillons ; les autres laboratoires ont présenté, soit les faux négatifs sur la lame 1 (16,1%), soit une fausse espèce sur la lame 2 (34,9%), soit des faux positifs sur la lame 3 (24,0%). Tous les laboratoires participants étaient incapables de reconnaître les corps de Jolly Howell.

A la seconde session, le taux de réussite était de 35,0% sur les 3 échantillons ; néanmoins 17,5% des laboratoires participant n'ont pas reconnu les gamétocytes du *Plasmodium falciparum* et 19,0% ont présenté des faux positifs sur la lame 3 qui ne contenait aucun parasite.

En conclusion, selon l'Organisation Mondiale de la Santé, la prise en charge thérapeutique du paludisme se base sur le diagnostic biologique correct. Mais en RDC, la qualité globale du diagnostic microscopique des gouttes épaisses était peu satisfaisante à l'issue de deux sessions EEQ menées en 2010 et 2011. L'incapacité à reconnaître *Plasmodium* dans un pays endémique au paludisme est une véritable préoccupation. Mais la situation peut être améliorée par la participation régulière à l'EEQ, accompagnée des actions correctives dont la formation.

ABSTRACT

We report the results of two external quality assessment (EQA) of malaria microscopy performed in the Democratic Republic of Congo (DRC).

Participating laboratories were selected through the network of the national program tuberculosis control. In 2010, assessment of 174 laboratories was focused on three thick blood films and thin blood films stained (slide 1: *Plasmodium falciparum*, trophozoites 177,000/µl, slide 2: *Plasmodium falciparum*, trophozoites 2,500/µl and slide 3: no parasite). A didactic slide contained Howell Jolly bodies added and another slide was requested from participants to assess the quality of their staining techniques. In 2011, assessment of 277 laboratories was focused on three thick blood films and thin blood films stained (1: *Plasmodium falciparum*, gametocytes, 2: *Plasmodium falciparum*, trophozoites 113,530 /µl and 3: negative slide).

During the first EQA session, only 26.2% of participants gave the correct answers on three samples, and the other laboratories presented either false negatives on the slide 1 (16.1%), or a false species on the slide 2 (34.9%) or false positives on the slide 3 (24.0%). All participating laboratories were unable to recognize Howell Jolly bodies.

In the second session, the success rate was 35.0% on the three samples; however, 17.5% of participating laboratories did not recognize the gametocytes of *Plasmodium falciparum* and 19.0% gave false positives on the slide 3 that was parasite free.

In conclusion, according to the World Health Organization, the therapeutic management of malaria is based on the correct laboratory diagnosis. But in the DRC, the overall quality of the microscopic diagnosis of thick blood films was unsatisfactory after two EQA sessions conducted in 2010 and 2011. Failure to recognize *Plasmodium* in malaria endemic country is a real concern. But the situation can be improved by participation in the EQA, with corrective actions such as training.

INTRODUCTION

1) Contexte

La République Démocratique du Congo (RDC), avec 97% de sa population vivant dans les zones endémiques du paludisme est parmi les pays les plus touchés par le paludisme en Afrique [1,2].

Bien que les tests de diagnostic rapides (TDRs) et fiables soient de plus en plus disponibles pour le diagnostic biologique du paludisme [3], le diagnostic microscopique du paludisme à travers les gouttes épaisses demeure le "Gold standard". La détection microscopique des *Plasmodium*, principale méthode de diagnostic du paludisme dans la plupart des structures de soins de santé en Afrique et en RDC, nécessite des compétences techniques, une formation approfondie, le maintien de l'expertise et de la manipulation régulière d'échantillons contenant ces parasites [4].

La qualité du diagnostic microscopique, cependant, demeure peu satisfaisante en raison de la vétusté de l'équipement, de la formation insuffisante ou du manque de l'assurance qualité [5]. Pour la microscopie du paludisme par exemple, l'organisation mondiale de la santé (OMS) recommande la vérification croisée des lames de sang : une des gouttes épaisses (GE) exécutée en routine est envoyée au laboratoire de référence pour laquelle l'exactitude est vérifiée [4]. Les programmes d'évaluation externe de la qualité (EEQ), également appelé "essais d'aptitude" ou "contrôle de qualité externe", sont une alternative [6]. En raison des conditions économiques et logistiques difficiles que connaît la RDC, aucune EEQ n'avait encore été organisée avant 2010. Des EEQ sur la microscopie du paludisme ont été organisées sporadiquement ; mais limitées à la ville de Kinshasa [7].

En 2010 et 2011, nous avons successivement organisé deux sessions d'EEQ sur le diagnostic microscopique du paludisme à travers le laboratoire national de référence paludisme, l'institut national de recherche biomédicale (INRB) et le réseau national des laboratoires du programme national de lutte contre la tuberculose (PNLT) [8,9]. Selon l'OMS [10], l'utilisation des TDRs du paludisme est croissante ; pour ce faire, les participants aux sessions EEQ ont été questionnés aussi sur la disponibilité et l'utilisation des TDRs du paludisme.

Les résultats obtenus au cours de ces deux études ont démontré les avantages des telles évaluations. Ils ont également prouvé qu'elles sont réalisables dans un contexte de collaboration entre différents programmes verticaux de lutte contre les maladies.

2) **Problématique**

Le paludisme constitue un réel problème de santé publique en RDC. En effet, si 207 millions des cas et 627 mille décès étaient imputables au paludisme en 2012, la RDC en rapportait près de 9,4 millions et de 24 mille respectivement pour la même année. La RDC et le Nigeria représentent 40% des cas de paludisme dans le monde [11]. Le rapport annuel 2013 du PNLP a rapporté une tendance à la hausse de cas de morbidité et de mortalité relative au paludisme [11].

La prise en charge thérapeutique du paludisme est actuellement conditionnée par le diagnostic biologique [4]. La GE, méthode de référence, est la principale analyse d'usage en RDC.

Or les conditions logistiques et techniques, évoquées ci-dessus, pour l'obtention des résultats de qualité d'une GE, ne sont pas remplies dans presque tous les laboratoires de structures de santé en RDC [12].

La question de recherche à laquelle nous avons tenté d'apporter des réponses dans cette étude est la suivante :

« *les résultats des millions de GE annuellement exécutées en RDC sont-ils fiables, précis et conformes à l'état clinique des patients ?* »

En rapport à cette principale question, nous avons cherché à connaître les proportions des laboratoires capables de lire et interpréter correctement une GE, celles qui ont bénéficié au moins d'une formation et celles dont les conditions techniques sont appropriées pour des meilleurs résultats de GE.

La qualité des GE pratiquées en RDC, éventuellement insuffisante, serait à la base des résultats erronés ; son évaluation s'avère nécessaire.

Pour ce faire, la mise en œuvre des programmes d'EEQ est une condition *sine qua non* de compétence en microscopie.

Ainsi, nous avons entrepris une étude prospective sur le sujet intitulé "***Evaluation externe de la qualité pour l'amélioration du diagnostic biologique du paludisme en République Démocratique du Congo***".

3) **Hypothèse**

Les compétences techniques, la formation, l'équipement performant et l'expertise des microscopistes sont nécessaires pour maintenir la qualité du diagnostic microscopique du paludisme. Cependant, la qualité du diagnostic microscopique demeure souvent insuffisante pour des raisons de mauvaise qualité de l'équipement, de la formation insuffisante et du manque de l'assurance qualité.

« Les résultats des millions de GE annuellement exécutées en RDC seraient peu fiables, inexactes et non conformes à la clinique des patients examinés ». Par conséquent, *« des centaines des milliers de traitement seraient administrés en vain aux patients qui ne présentent pas le paludisme ».*

L'EEQ des GE peut aider à améliorer le diagnostic du paludisme pour une meilleure prise en charge.

Par ailleurs, l'OMS recommande la vérification croisée des lames colorées, c'est-à-dire un échantillon de GE de routine est envoyé au laboratoire de référence où l'on vérifie l'exactitude du diagnostic posé [4].

Mais lors d'une EEQ, le laboratoire de référence envoie des GE colorées aux laboratoires périphériques d'un réseau, qui les examinent et renvoient leurs réponses à l'organisateur. A la fin de l'activité, tous les laboratoires participants à cette évaluation reçoivent un feedback avec les réponses correctes pour apprécier leurs propres performances [13].

4) **Objectifs**

Cette étude se fonde sur un objectif global et des objectifs spécifiques.

- **Objectif global**

L'objectif global est de contribuer à l'amélioration de la qualité du diagnostic microscopique du paludisme en vue d'aider les agents de santé à identifier sans délai les cas de paludisme et instaurer une prise en charge thérapeutique immédiate en application des recommandations récentes de l'OMS [4].

- **Objectifs spécifiques**

Les objectifs spécifiques poursuivis sont :

- Evaluer la qualité du diagnostic microscopique du paludisme dans les laboratoires cliniques des zones de santé supervisées par le PNLP, PLNT et l'INRB en RDC ;

- Analyser les facteurs liées aux performances des laboratoires participants ...

5) **Choix et intérêt du sujet**

En raison des conditions économiques et logistiques difficiles en RDC, la vérification croisée des lames colorées, recommandée par l'OMS, pour l'évaluation de la qualité des GE en cas du diagnostic microscopique du paludisme, n'est pas encore mise en œuvre.

Les programmes d'EEQ à échelle nationale n'avaient pas encore existé avant 2010, sauf quelques rares sessions EEQ sur le diagnostic microscopique du paludisme qui n'ont été que sporadiquement organisées et limitées à la ville de Kinshasa [7]. Bien que l'INRB ait organisé une dizaine des sessions d'EEQ dans les domaines de biochimie, hématologie, microbiologie et virologie, la mise en œuvre des programmes efficaces, accompagnés des actions correctives à tous les niveaux constituent encore un défi pour le ministère de la santé.

L'EEQ telle que recommandée par la norme ISO/CEI 15189 : 2012 [13] permet à un laboratoire participant d'évaluer ses propres performances par rapport aux résultats de référence et à ceux des autres laboratoires participants grâce au feedback et au rapport final de l'activité, publié par l'organisateur.

Ainsi, la qualité du diagnostic est continuellement améliorée par la mise en œuvre des actions correctives relatives dans chacun des laboratoires participants. La qualité du diagnostic biologique permet la prise en charge clinique efficace et efficiente des cas de morbidité spécifique en présence.

6) **Délimitation spatio-temporelle du sujet**

Cette étude, limitée dans l'espace et dans le temps, a été menée dans les structures de santé des secteurs publics et privés de toutes les provinces de la RDC pendant trois ans, entre 2010 et 2012.

7) **Méthodologie**

Deux sessions d'EEQ ont été envoyées respectivement auprès de 174 et 277 laboratoires des structures de santé des secteurs publics et privés de toutes les provinces de la RDC entre 2010 et 2012. La méthodologie et les techniques utilisées pour ces études sont développées dans le quatrième chapitre.

Entre les deux sessions, quelques actions ont été menées par le PNLP et ses partenaires principalement dans le domaine de formation des microscopistes. Les résultats finaux de ces deux EEQ ont été comparés afin d'évaluer les performances réalisées respectivement de manière globale et par les laboratoires qui avaient participé à toutes les deux sessions.

8) Division du travail

Structurée en deux principales parties, cette étude s'articule autour de six chapitres :

Première partie : Principaux concepts, Généralités sur le paludisme, Diagnostic biologique du paludisme et Assurance qualité du diagnostic biologique des maladies en RDC.

- Le premier chapitre présente les définitions des principaux concepts utilisés dans cette rédaction.
- Le deuxième chapitre aborde les généralités sur le paludisme.
- Le troisième chapitre aborde les notions d'assurance qualité du diagnostic des maladies en RDC.

Deuxième partie : Expériences personnelles.

- Le quatrième chapitre présente la méthodologie utilisée.
- Le cinquième chapitre expose les résultats obtenus.
- Le sixième septième chapitre présente la discussion des résultats.

Une conclusion avec quelques recommandations boucle notre rédaction.

Chapitre 1 : DEFINITIONS DES PRINCIPAUX CONCEPTS

Dans ce chapitre, il est donc question d'expliciter les contenus scientifiques précis des concepts utilisés dans cette rédaction en vue de faciliter la compréhension et éviter les ambigüités de certains concepts scientifiques faisant l'objet de plusieurs significations.

1.1. Paludisme

Le paludisme (ou malaria chez les anglo-saxons) est une maladie causée par un hématozoaire, *Plasmodium*, transmis par la piqûre de l'anophèles femelle. Il se manifeste par une fièvre importante, des maux de tête, des frissons, des courbatures généralisées et dans certains cas des vomissements et des diarrhées [14,15].

1.2. Paludisme simple

Le paludisme simple est tout cas de fièvre accompagnée ou non des maux de tête, sensation de froid, courbatures, tremblements, fatigue, frissons, transpiration, nausée sans signes de gravité et confirmé par un diagnostic biologique [14].

1.3. Paludisme grave [14,15,16]

Le paludisme grave est celui qui présente des signes de gravité suivantes :
- Dysarthrie, impotence fonctionnelle, fatigue extrême,
- Dysphagie ou anorexie,
- Antécédents de convulsions ou convulsions actuelles,
- Gingivorragies, épistasies ou hémorragie,
- Oligurie avec urines de couleur café ou coca-cola,
- Troubles de comportement (agitation, logorrhée, confusion, mutisme, agressivité, euphorie, etc.),
- Dyspnée, Ictère et/ou pâleur,
- Vomissements à répétition.
- Extrémités froides et Coma.

1.4. Sang capillaire

Le sang capillaire est le sang qui est prélevé au niveau des capillaires de l'organisme humain devant servir à un frottis sanguin. Généralement, le sang capillaire est prélevé au niveau du bout d'un doigt, d'un lobule de l'oreille, du gros orteil ou du talon d'un nourrisson [15,17].

1.5. Sang veineux
Le sang veineux est le sang qui est prélevé au niveau des veines de l'organisme humain et devant servir pour les analyses de laboratoire telle que la goutte épaisse [15,17].

1.6. Test de diagnostic rapide [10]
Le TDR est une technique simple et rapide de diagnostic du paludisme basée sur la réaction antigène- anticorps. Il détecte les antigènes spécifiques (protéines) produits par le *Plasmodium* et déversés dans le sang des personnes infectées (infection en cours ou ancienne). La présence de ces antigènes dans le sang se manifeste par l'apparition des traits colorés consécutive à la capture immunologique de celles-ci sur une membrane de nitrocellulose. La plupart des tests de diagnostic rapides détectent soit :

- **la protéine riche en histidine II** (HRP II), une protéine soluble dans l'eau produite par les trophozoïtes et les gamétocytes jeunes du *Plasmodium falciparum*. Elle est donc un témoin privilégié de la présence du parasite dans le sang et peut-être détectée dans le plasma des personnes infectées ;
- **le lactate déshydrogénase** du *Plasmodium* (pLDH), une enzyme que le *Plasmodium* utilise dans la production de l'énergie. Cette enzyme peut-être spécifique à *P. falciparum*, *P. vivax*, et peut aussi être spécifique à toutes les espèces plasmodiales (pan-spécifique);
- **l'aldolase**, une enzyme utilisée par toutes les espèces plasmodiales (pan spécifique).

Sur le marché, les différents tests de diagnostic rapides se présentent sous quatre formats : bandelette, cassette en plastique, carte et format mixte (cassette-bandelette).

1.7. Frottis sanguin
Un frottis sanguin, épais ou mince, est une préparation d'une goutte de sang sur une lame porte-objet devant être analysé au microscope après coloration ou non [15,17].

1.8. Frottis mince
Le frottis mince est une technique qui permet l'identification des espèces des parasites (*Plasmodium*) grâce à l'observation de la morphologie du parasite et de l'érythrocyte parasité. Il nécessite une fixation au méthanol, suivie de la coloration au Giemsa [15,17].

1.9. Goutte épaisse

La goutte épaisse est une analyse de laboratoire qui permet de poser le diagnostic biologique du paludisme et de quantifier la parasitémie [15,17].

1.10. Densité parasitaire

La densité parasitaire est l'expression de la quantité des parasites asexués présents dans le sang d'un cas de paludisme. Jadis exprimée en système "plus", aujourd'hui la densité parasitaire est exprimée en nombre des parasites par microlitre de sang [15,18,19].

1.11. Cycle biologique

Le cycle biologique ou vital est l'ensemble des stades par lesquels passe un être vivant, depuis l'union des cellules sexuelles (gamètes) jusqu'à sa mort [15,18,19].

1.12. Antigène

C'est une macromolécule naturelle ou synthétique, reconnue par des anticorps ou des cellules du système immunitaire et capable de provoquer une réaction d'agglutination en présence de l'anticorps spécifique. Les antigènes sont généralement des protéines [10,17].

1.13. Anticorps

Un anticorps est une protéine complexe naturelle ou synthétique utilisée par le système immunitaire ou le laboratoire pour détecter les antigènes de manière spécifique. Dans l'organisme humain, les anticorps sont sécrétés par les plasmocytes [10,17].

1.14. Assurance qualité

L'assurance de la qualité est une partie du management qualité visant à donner confiance en ce que les exigences pour la qualité soient satisfaites [13,20].

1.15. Contrôle de qualité

Le contrôle de qualité est la vérification de la validité d'un résultat d'analyse de biologie médicale [13,21].

1.16. Evaluation externe de qualité (EEQ)

L'EEQ est une activité continue mise en place par le laboratoire de référence, l'autorité publique ou par un organisme indépendant (association professionnelle) pour s'assurer de la qualité du travail fait au niveau des laboratoires périphériques d'un réseau [13,21].

Chapitre 2 : GENERALITES SUR LE PALUDISME

2.1. Paludisme

Le paludisme est une parasitose causée par le *Plasmodium*, transmis par la piqûre de l'anophèle femelle. La cause de la maladie a été découverte en 1880 à l'hôpital militaire de Constantine (Algérie) par un médecin de l'armée française, Alphonse Laveran (Prix Nobel de médecine et de physiologie en 1907). C'est en 1897 que le médecin anglais Ronald Ross (Prix Nobel 1902) prouva que les moustiques étaient les vecteurs de la malaria [14].

Les symptômes du paludisme simple sont la fièvre importante, les céphalées, les frissons, les courbatures généralisées ; mais dans des circonstances de gravité : les diarrhées, la dysarthrie (impotence fonctionnelle, fatigue extrême), la dysphagie ou anorexie, les antécédents de convulsions ou convulsions actuelles, les gingivorragies, les épistasies ou hémorragie, l'oligurie avec urines de couleur café ou coca-cola, les troubles de comportement (agitation, logorrhée, confusion, mutisme, agressivité, euphorie, etc.), la dyspnée, l'ictère et/ou pâleur, les vomissements à répétition, les extrémités froides et le Coma [14,15].

2.2. Plasmodium

Le *Plasmodium* est un protozoaire parasite intracellulaire, amiboïde, colonisant les globules rouges et produisant du pigment. Le *Plasmodium* appartient à l'embranchement des Sporozoa, à la classe des Coccidies, à la sous classe des Hematozoae, ordre des Haemosporida, , à la famille des Plasmodiidae, au genre *Plasmodium* [22].

En plus de quatre espèces habituellement connues comme agents pathogènes chez l'homme : *Plasmodium falciparum*, *Plasmodium ovale*, *Plasmodium vivax* et *Plasmodium malariae*, une cinquième, *Plasmodium knowlesi*, a été mise en évidence en Asie et présentant presque les mêmes signes cliniques que *Plasmodium falciparum*. Cette dernière, en coïnfection avec *Plasmodium falciparum* de même que *P. falciparum* seule sont capables de provoquer le paludisme grave [23]. Il présente au cours du cycle évolutif (voir **2.4.**), une alternance de reproduction asexuée (schizogonie) évoluant chez l'hôte vertébré et de reproduction sexuée (Sporogonie) ayant lieu chez l'hôte invertébré.

2.3. Anophèles

L'anophèles est un petit insecte appartenant au groupe de moustiques ayant un corps terne. Le fémur et le tibia postérieur sont couverts d'écailles sombres et claires. Ce moustique a un scutellum (prolongement postérieur de la partie dorsale du deuxième segment thoracique) unilobé et un abdomen qui ne porte pas ou rarement les écailles.
L'espèce *Anophèles gambiae* porte trois anneaux blancs sur les palpes dont l'apical est plus long que les deux autres et les articles apicaux des tarses postérieurs sont noirs. Le long des nervures des ailes, il y a alternances des bandes d'écailles sombres et claires [24].

La systématique simplifiée de l'*Anophèles gambiae* peut être présentée comme suit : Règne animal, embranchement des Invertébrés, sous embranchement des Arthropodes, classe des Hexapodes (insectes), ordre des Diptères, famille des Culicidés, sous famille des Anophélinées, genre des Anophèles et espèce des *Anopheles gambiae* (sensu latu) [24,25].

Comme tous les êtres vivants, l'*Anopheles gambiae s.l.* accompli un certain nombre d'activités vitales, notamment [24,25] :
- **Nutrition :** Il se nourrit des sucs sucrés de végétaux qu'ils trouvent dans la nature ; mais en plus de ces sucs, la femelle, pour des raisons de maturation de ses ovules, se nourrit du sang chaud des animaux, notamment les mammifères. C'est à l'occasion de la prise de sang que, malheureusement, la femelle, si infectée des *Plasmodium*, les transmet à l'homme.
- **Reproduction :** Après la prise de sang, le répos et la digestion peuvent durer jusqu'à deux et trois jours au bout des quels, la femmelle quittera sa cachete pour un endroit à eau stagnante (gîte larvaire) à la surface du quel elle pourra pondre ses œufs. Environ deux jours après la ponte, l'œuf éclos et donne une petite larve mésurant plus ou moins un millimètre de longueur. La larve, pendant une période d'environs 12 à 14 jours, se développera en nymphe qui, après plusieurs transformations morphologiques et physiologiques, deviendra un imago (adulte).

L'*Anopheles gambiae s.l* est largement répandue dans les régions intertropicales, cas de la RDC, abondant généralement dans les zones humides, telles que les forêts et les savanes. Lié à l'habitat humain, cette espèce abonde autour des villages, se cachant dans les feuilles d'arbres, et à l'intérieur des maisons, elle se cache dans les endroits sombres (creux des murs, habits sombres, sous les mobiliers, etc.)

2.4. Cycle biologique du *Plasmodium*

Le cycle des *Plasmodium* se déroule entre l'Anophèle (hôte définitif) et l'homme (hôte intermédiaire) [26].

2.4.1. Cycle chez l'homme

- **Cycle exo érythrocytaire ou hépatique**

Au cours de la piqûre, l'Anophèle femelle infectée injectera les sporozoïtes dans le torrent sanguin de l'homme dont 90 % d'entre eux seront capturés et détruits par le système des phagocytes monocellulaires dans l'heure (Fig. 1 A). Généralement, moins de 20% des piqûres d'Anophèle contenant des sporozoïtes dans leurs glandes salivaires sont responsables d'infections en zone d'endémie. Seulement 10% de sporozoïtes réussiront à atteindre et envahir les hépatocytes grâce à une interaction spécifique entre la protéine majeure de surface du sporozoïte et un récepteur spécifique situé sur la membrane plasmique de l'hépatocyte.

Le sporozoïte entre alors dans une phase de réplication, au sein de la vacuole parasitophore, et de prolifération intracellulaire qui repousse en périphérie le noyau de la cellule et finit par constituer un gigantesque microorganisme multi nucléé appelé Schizonte qui conduit à la libération de plusieurs dizaines de milliers de mérozoïtes dans la circulation. C'est la schizogonie. Cette phase de multiplication est asymptomatique et dure entre 8 à 15 jours. Enfin le Schizonte éclatera pour libérer 30 à 40 mille mérozoïtes dans le torrent circulatoire. C'est la fin du cycle hépatique.

- **Cycle intra-érythrocytaire**

C'est pendant ce cycle que les symptômes peuvent se manifester avec d'intensités variables (Fig. 1 B). Les mérozoïtes libérés lors de la rupture de l'hépatocyte vont infecter les érythrocytes en moins de 60 secondes et s'appellent ainsi trophozoïtes, stade à partir duquel une intense phase réplicative commence.

Deux évolutions possibles se présenteront aux trophozoïtes : une schizogonie ou une gamétogonie.

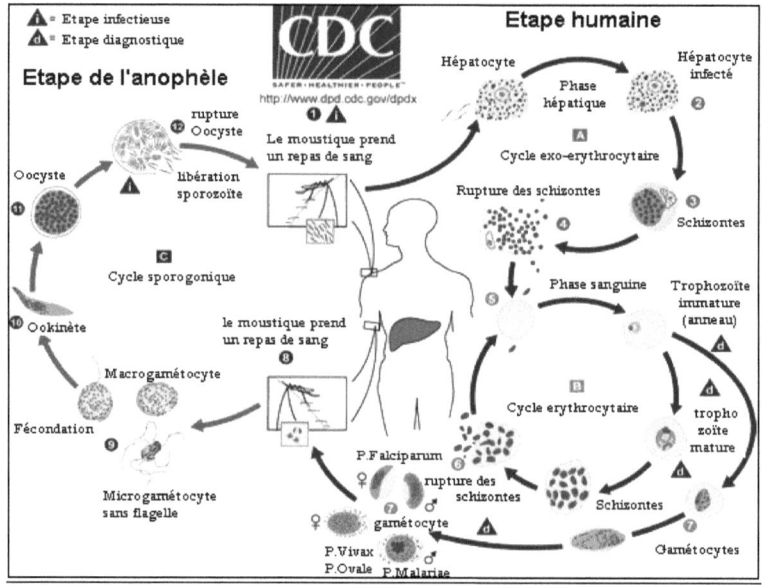

Figure 1 : Cycle des *Plasmodium* spp.
(Source : http://upload.wikimedia.org/wikipedia/commons/4/47/Malaria_LifeCycle(French_version).GIF)

La schizogonie conduira à la production de 8 à 32 mérozoïtes en 2 à 3 jours dépendamment de l'espèce plasmodiale ; tandis que la gamétogonie conduira à la production des gamètes mâles et femelles qui demeureront dans le sang circulatoire en attendant d'être absorbés par l'Anophèle. L'apparition des gamétocytes à lieu en général la deuxième semaine qui suit l'infection et ces formes peuvent persister plusieurs semaines après la guérison.

2.4.2. Cycle chez l'Anophèle

L'Anophèle absorbe les gamétocytes (point 8, Fig. 1 C) chez l'homme infesté. Ceux-ci subiront une série de transformations métaboliques qui aboutiront à la formation de 8 gamètes mâles (microgamètes) et d'un gamète femelle (macro gamète).

Un à deux jours plus tard, la fécondation du macrogamète par un des microgamètes (point 9) produira un œuf qui se transformera en un œuf mobile (appelé ookinète) dont la longueur mesure environ 10 microns (point 10). Après avoir traversé la paroi de l'estomac de l'Anophèle, l'ookinète se localisera entre la face externe de l'estomac et la séreuse et se transformera en un oocyste qui, à maturité, mesure environ 50 à 80 microns de diamètre.

La sporogenèse, un processus de transformation des cellules sporoblastiques, se déroulera dans l'oocyste et aboutira à la production des milliers de sporozoïtes.

L'oocyste adulte éclatera et rompra ainsi la séreuse pour libérer les sporozoïtes (point 12) dans le torrent circulatoire sanguin de l'Anophèle. Les sporozoïtes, mesurant 11 à 14 microns de long pour 0,5 et 1 micron d'épaisseur, vont finir par atteindre et se concentrer dans les glandes salivaires du moustique.

A l'occasion d'une prochaine piqûre, une centaine à un millier de sporozoïtes seront injectés dans le torrent sanguin de l'hôte vertébré (l'homme).

2.5. Stratégie de lutte antipaludique

Le manque du diagnostic précoce, correct et de certitude a pour conséquences le neuropaludisme, l'anémie grave et la détresse respiratoire qui constituent les principales causes de mortalité juvéno-infantile en Afrique sub-saharienne [14].

Les principales composantes techniques de la stratégie mondiale (également congolaise) de lutte antipaludique sont [2,27] :

- Assurer un diagnostic précoce et un traitement rapide du paludisme ;
- Planifier et mettre en œuvre des mesures de prévention sélective et durable portant notamment sur la lutte anti vectorielle ;
- Déceler précocement, contenir ou prévenir les épidémies ; et
- Renforcer les moyens locaux en matière de recherche fondamentale et appliquée afin de permettre et de faciliter l'évolution régulière de la situation du pays en ce qui concerne le paludisme et notamment des déterminants écologiques, sociaux et économiques de la maladie.

Il est important de signaler que la première stratégie, à savoir assurer un diagnostic précoce, correct et un traitement rapide du paludisme constitue le premier pas de la prise en charge de la maladie.

Cependant, en RDC, le diagnostic biologique du paludisme pose des multiples problèmes d'ordre technique notamment :

- La qualité du matériel et des réactifs de laboratoire disponibles ;
- Les techniques d'analyses de la goutte épaisse et des tests de diagnostic rapides ; et
- L'identification des espèces plasmodiales et la détermination de la densité parasitaire.

Les TDRs, introduits dans le pays depuis 2010, posent déjà dans une certaine mesure des difficultés de lecture et d'interprétation [28]. Ainsi, le PNLP planifie et organise des sessions de formations/recyclage du personnel de laboratoire (microscopistes et techniciens de laboratoire) sur le diagnostic biologique du paludisme dans le but d'améliorer et de maintenir les performances des laboratoires et contribuer ainsi à une prise en charge correcte des cas.

2.6. Diagnostic biologique du paludisme

Le paludisme est diagnostiqué à l'aide de plusieurs techniques dont les principales sont : la microscopie par fluorescence des acides nucléiques par l'acridine orange (sensibilité de 5 parasites par microlitre (µl) de sang), la microscopie par la GE (sensibilité de 20 parasites par µl de sang) et le frottis mince (sensibilité de 100 à 200 parasites par µl de sang), la biologie moléculaire (très forte sensibilité), la sérologie (par immunofluorescence indirecte, ELISA) et les TDRs (sensibilité d'environ 100 parasites par µl de sang) [14].

2.6.1. Goutte épaisse et frottis mince

La microscopie (double étalement de la GE et du frottis mince) est la méthode de référence pour le diagnostic biologique du paludisme. Au cours d'une GE, les globules rouges, préalablement isolés lors de la défibrination du frottis sanguin, sont lysés et l'hémoglobine est dissoute pendant la coloration au Giemsa. Pendant la même coloration le cytoplasme des *Plasmodiums* est coloré en bleu alors que la chromatine composante du noyau est colorée en rouge intense. Enfin, la microscopie permettra l'observation des parasites et des globules blancs restés intacts, au grossissement 1000X [15,18,19].

Au cours d'un frottis mince, les globules rouges sont fixés au préalable par le méthanol et le colorant de Giemsa colore le cytoplasme des *Plasmodiums* en bleu alors que la chromatine composante du noyau est colorée en rouge intense [15,18,19].

La GE permet de poser le diagnostic biologique, en observant les caractéristiques morphologiques des parasites, et de dénombrer les parasites. Le frottis mince, quant à lui, permet une identification plus facile de l'espèce plasmodiale grâce à l'observation de la morphologie du parasite et de l'érythrocyte parasité [15,18,19].

Procédure du double étalement [15,18,19]

1) Prélèvement sanguin

Il peut s'agir d'un prélèvement du sang capillaire ou veineux, pouvant se réaliser au niveau du bout d'un doigt, dans une veine jugulaire, fémorale ou du pli du coude.

Sang capillaire

- Enfiler une paire des gants,
- Désinfecter le doigt (l'annulaire) à l'aide d'un tampon imbibé de désinfectant (alcool dénaturé). Pour le tout petit enfant, utiliser le gros orteil ou le talon,
- Laisser sécher le désinfectant,
- Piquer le site désinfecté d'un coup sec avec une lancette,
- Essuyer la première goutte avec un tampon sec et utilisez la deuxième goutte pour l'étalement,
- Déposer la goutte de sang sur la surface d'une lame porte-objet propre et dégraissée (sans faire toucher le doigt à la lame).

Sang veineux

- Poser un garrot légèrement serré au-dessus du pli de coude,
- Observer le réseau veineux au pli du coude,
- Palper délicatement les veines en profondeur à la recherche de la meilleure veine,
- Enfiler une paire de gants,
- Passer un tampon imbibé de désinfectant sur la zone choisie (en allant du centre vers la périphérie sans repasser sur la zone déjà désinfectée),
- Positionner l'aiguille fixée sur l'adaptateur (vacutainer),
- Immobiliser la veine et entrez dans celle-ci en formant un axe à un angle de 30° environ,
- Enfoncer le tube vacutainer (contenant de l'EDTA) dans l'adaptateur déjà positionné (le sang est aspiré par le vide que contient le tube),
- Retirer le tube et mélangez immédiatement le sang avec l'EDTA en retournant 2 à 3 fois le tube,

- ➢ Placer au niveau du point de piqûre de l'ouate propre et sec,
- ➢ Retirer l'aiguille d'un coup sec en appuyant sur le site de piqure,
- ➢ Prélever une goutte de sang et la déposer sur la surface d'une lame porte-objet propre et dégraissée.

Ce prélèvement peut être réalisé également à l'aide d'une aiguille simple ou d'une seringue.

2) Confection de la goutte épaisse

La confection d'une GE est réalisée de la manière suivante (Fig. 2 A) :
- ➢ Prélever une goutte de sang d'environ 20 à 25µl et la déposer sur la surface d'une lame porte-objet propre et dégraissée (position excentrée),
- ➢ Etaler, à l'aide d'une deuxième lame, par un mouvement circulaire en spirales (1 centimètre de diamètre) en partant du milieu vers la périphérie pour former une couche uniforme.

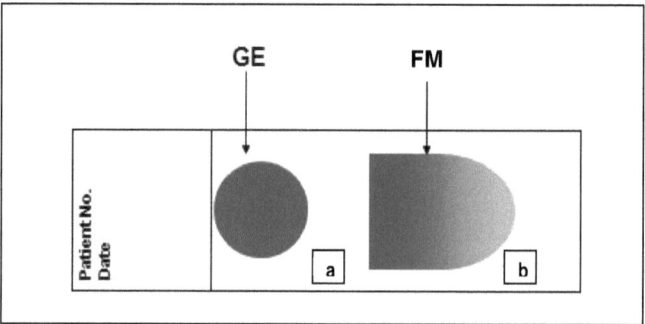

Figure 2 : Préparation d'une goutte épaisse (a) et frottis mince (b). (*Source :PNLP [14]*)

3) Confection du frottis mince

La confection d'un frottis mince est réalisée comme suit (Fig. 2 B) :
- ➢ Prélever une goutte de sang d'environ 10 µl et la déposer au milieu de la même lame (qui a servi à la confection de la goutte épaisse),
- ➢ Toucher, à l'aide d'une deuxième lame propre (de préférence rodée), la goutte et laisser le sang se répartir le long du bord de la lame,
- ➢ Incliner la 2ème lame dans un angle de 45° par rapport à la première,

- Glisser la 2ème lame vers le bord libre d'un geste rapide et ferme (sans discontinuité jusqu'à épuisement de sang sur le long de la lame contenant la goutte du sang),
- Laisser sécher le frottis sur une surface plane à l'abri de la poussière, des mouches et de la chaleur.

4) Coloration de la goutte épaisse et du frottis mince

- Tremper la partie de la lame qui contient le frottis mince dans le méthanol (fixation du frottis) pendant 1 minute,
- Laisser sécher,
- Couvrir toute la lame avec la solution de Giemsa (solution de travail),
- Laisser agir (le temps de coloration dépend de la dilution du Giemsa),
- Laver à l'eau courante,
- Laisser sécher la lame colorée sur un râtelier à lame.

5) Lecture de la goutte épaisse au microscope

La lecture se fait à l'aide d'un microscope optique au grossissement 1000X (objectif à immersion) en suivant les étapes suivantes (Fig. 3) :

- Déposer une goutte d'huile à immersion sur chacun des frottis colorés (goutte épaisse et frottis mince),
- Placer la lame sur la platine, rhéostat de la lampe entièrement ouvert, condensateur soulevé, diaphragme d'iris entièrement ouvert en s'assurant que la zone choisie a bien la qualité requise,
- Examiner la lame sur au moins 100 champs microscopiques (en utilisant la méthode de Rempart (Fig. 3),
- Placer d'abord l'objectif 10X, ensuite l'objectif 100X et mettre ce dernier en contact avec l'huile à immersion.

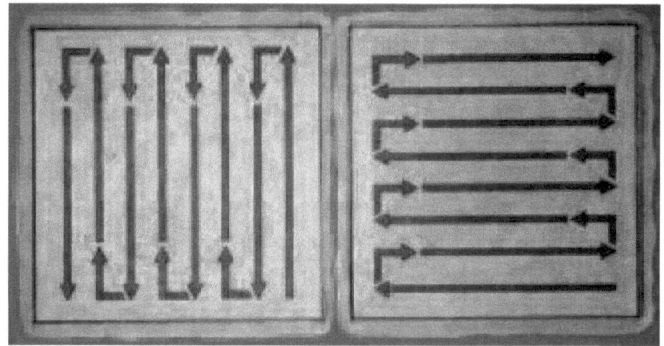

Figure 3 : Schéma pour lecture microscopique d'une préparation. (*Source : PNLP [14]*).

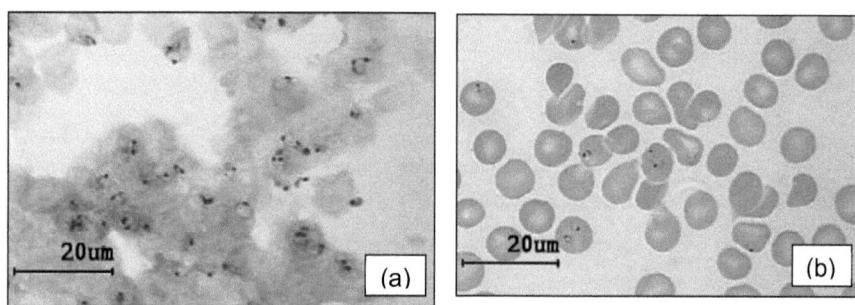

Figure 4 : Images microscopiques des *Plasmodium* : (a) goutte épaisse ; (b) frottis mince. (*Source : IMT-Anvers*).

6) Détermination de la densité parasitaire par µl de sang sur la GE

La détermination de la densité parasitaire consiste à dénombrer les parasites asexués par microlitre (µl) de sang sur une GE (Fig. 4 A), par rapport à un nombre prédéterminé de globules blancs. Malgré l'imprécision due aux variations du nombre des globules blancs parmi les personnes en bonne santé et aux variations encore plus grandes observées chez les patients, cette valeur permet des comparaisons valables. Elle se fait de la manière suivante :

➢ Déposer une petite goutte d'huile à immersion sur la goutte épaisse,

➢ Faire la mise au point au microscope, objectif x100,

➢ Commence à compter dès le premier parasite asexué (trophozoïte) observé,

- ➢ Compter :
    - o les parasites contre les globules blancs dans le premier champ,
    - o les parasites asexués (trophozoïtes) à l'aide d'une touche du compteur,
    - o le nombre des globules blancs avec l'autre touche,
- ➢ Continuer le comptage d'un champ à l'autre.

S'il y a plus de 100 parasites par champ microscopique :
- ➢ Compter le nombre de globules blancs et de parasites présents dans 5 champs microscopiques ;
- ➢ Calculer la densité parasitaire suivant la formule ci-dessous ;

Si après avoir compté un peu plus de 200 globules blancs on a plus de 100 parasites :
- ➢ Arrêter la lecture et calculez la densité parasitaire selon la formule ci-dessous.

Si après avoir compté un peu plus de 200 globules blancs on a moins de 100 parasites :
- ➢ Continuer le comptage jusqu'à 500 globules blancs,
- ➢ Arrêter la lecture et calculer la densité parasitaire selon la formule ci-dessous.

$$\frac{\text{Nombre de parasites asexués}}{\text{Nombre de globules blancs}} \times 8000 = \text{Nombre de Parasites/}\mu\text{l de sang}$$

N.B. : 8 000 = nombre moyen de globules blancs présents dans un microlitre de sang.

Exemple 1 : 687 parasites asexués sont comptés pour 54 globules blancs, dans 5 champs microscopiques.

La densité parasitaire sera donc : $\dfrac{8\,000 \times 687}{54} = 101\,778$ parasites/ µl

Exemple 2 : 87 parasites asexués sont comptés pour 504 GB.

La densité parasitaire sera donc : $\dfrac{8\,000 \times 87}{504} = 1\,381$ parasites/µl

Exemple 3 : Comptage des parasites et des globules blancs dans un champ (Fig. 5).

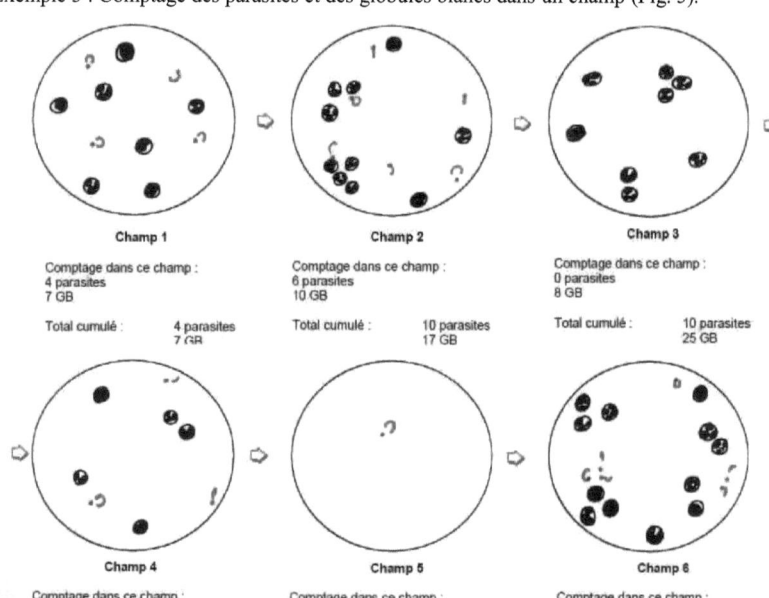

Figure 5 : Comptage des parasites et des globules blancs dans les champs microscopiques.
(Source INRB, 2011)

7) Gestion des déchets

Après avoir noté les résultats :
- ➢ Jeter la préparation dans un bocal contenant un liquide désinfectant.
- ➢ Eliminer l'aiguille dans un réceptacle à déchets tranchants sans l'encapuchonner de nouveau.
- ➢ Eliminer tous les déchets souillés (gants, supports antiseptiques) dans un container à déchets à activité de soins à risque infectieux (D.A.S.R.I.).

8) Contrôle de qualité

Le contrôle de qualité consiste à la validation technique des résultats de la microscopie par au moins 2 personnes.

9) Quelques observations pratiques

La réalisation d'une goutte épaisse exige une attention particulière sur quelques paramètres :

Volume élevé de sang

Lorsqu'un grand volume de sang a été prélevé :
- La coloration de fond de la goutte épaisse est trop bleue ;
- Le nombre de globules blancs par champ microscopique sera important et ils peuvent recouvrir ou cacher les *Plasmodiums* pourtant présents ;
- Si le frottis est trop épais, les globules rouges se superposent les uns sur les autres et il est impossible de les examiner correctement après fixation.

Volume insuffisant de sang

Si le volume de sang prélevé est insuffisant, il n'y aura pas suffisamment de globules blancs par champ microscopique de la goutte épaisse et la quantité de sang examinée sera inférieure à la norme. Le frottis peut avoir une surface trop réduite (pour qu'on puisse identifier la lame).

Etalement sur une lame grasse

Si l'étalement est irrégulier, ceci rend l'examen très difficile. Une partie de la goutte épaisse peut se détacher pendant la coloration ou lors du lavage.

Mauvais positionnement du frottis mince et de la goutte épaisse

Il faut être attentif à ce que le frottis mince ou la goutte épaisse soit correctement positionné sur la lame pour éviter que l'examen de la goutte épaisse soit difficile. Il arrive également que des parties du frottis mince ou de la goutte épaisse disparaissent au cours de la coloration ou séchage.

Artefacts lors de la lecture microscopique

Les artefacts sont des éléments pouvant prêter à confusion avec le parasite. Ce sont souvent les plaquettes, les particules de poussières, les cellules végétales, les hyphes de spores des champignons, les bactéries, les nuages et débris de corps chromatoïdes dérivés des érythrocytes immatures dans les anémies sévères, les grains des colorants, les moisissures et autres.

Certaines erreurs fréquentes

Notamment celles de l'identification de la lame, de la mauvaise coloration ou d'observation survenant lors de la confection des frottis.

2.6.2. Test de diagnostic rapide du paludisme

Le TDR du paludisme est une technique chromatographique permettant la mise en évidence des antigènes spécifiques aux *Plasmodium* humains en se basant sur des réactions anticorps-antigènes. La présence de ces antigènes dans le sang se manifeste par l'apparition des traits colorés consécutive à la capture immunologique de celles-ci sur une membrane de nitrocellulose [10]. Les TDRs du paludisme détectent la protéine riche en histidine II (HRP II), le lactate déshydrogénase du *Plasmodium* (pLDH) et/ ou l'aldolase qui constituent leurs principaux antigènes cibles (voir détails sur la page 7).

Lors de l'exécution d'un TDR, l'anticorps marqué au colorant fluorescent, spécifique de l'antigène cible, est présent sur l'extrémité inférieure de la bandelette de nitrocellulose ou dans un puits fourni avec la bandelette (Fig. 6).

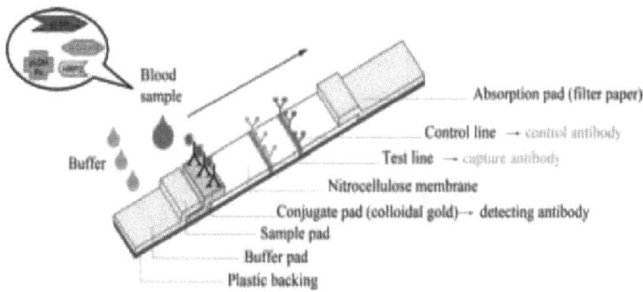

Figure 6 : Principe de fonctionnement d'un TDR paludisme.
(Source : [28])

Le sang et la solution tampon qui ont été positionnés sur la bandelette ou dans le puits sont mélangés avec l'anticorps marqué et apparaissent le long de la bandelette. Si l'antigène est présent, une partie de l'anticorps marqué sera capturée sur la bande de test. L'autre partie de l'anticorps marqué est capturée sur la bande de contrôle [10].

Sur le marché, les différents TDRs se présentent sous quatre formats : bandelette, cassette en plastique, carte et format mixte (cassette-bandelette). Ce test est recommandé pour le diagnostic du paludisme là où la microscopie est difficilement réalisable [29].

2.6.3. Diagnostic microscopique et rapide du paludisme, avantages et inconvénients

En RDC, le diagnostic biologique du paludisme se fait couramment par la microscopie des GE, analyse de référence, et par les TDRs dont les avantages et inconvénients sont présentés dans le tableau I.

Tableau I : Avantages et inconvénients du diagnostic microscopique et rapide du paludisme [10,14].

Goutte épaisse	Test de diagnostic rapide
Avantages	
<ul><li>Coût - (salaires locaux).</li><li>Détermination de la densité parasitaire.</li><li>Différentiation espèces.</li><li>Parasitémies actives / inactives.</li><li>Peu de chance de rater les densités parasitaires les plus élevées (sauf en cas de séquestration des parasites dans les hépatocytes [rare]).</li></ul>	<ul><li>Expertise pas nécessaire (formation en une demi-journée) et plus facilement réalisable en milieux périphériques (n'exige pas d'équipement complexe).</li><li>Réalisable 24h/24h.</li><li>Supervision relative mais contrôle de qualité permanent (grâce à la bande "contrôle").</li></ul>
Inconvénients	
<ul><li>Expertise nécessaire et plus difficilement réalisable en milieux périphériques (exige un bon microscope et une source lumineuse adéquate).</li><li>Faisable généralement pendant la journée.</li><li>Exige une supervision régulière et un système de contrôle de qualité interne et externe coûteux.</li></ul>	<ul><li>Coûts relativement élevés (à l'importation).</li><li>Certaines espèces sont peu diagnostiquées.</li><li>Persistance de la positivité après traitement (2 à 3 semaines en cas de *P. falciparum*).</li><li>Densités parasitaires très élevées peuvent donner des résultats faux négatifs (Effet prozone).</li><li>Sensibilité faible pour les densités parasitaires basses (en zones non endémiques).</li><li>Variations de qualité dans les lots.</li></ul>

Chapitre 3 : ASSURANCE QUALITE DU DIAGNOSTIC BIOLOGIQUE DES MALADIES EN REPUBLIQUE DEMOCRATIQUE DU CONGO

3.1. Assurance qualité dans un laboratoire clinique

Les services de laboratoire jouent un rôle essentiel dans la certification du diagnostic tant sur le plan de surveillance des maladies que sur le plan de la prise en charge des patients touchés par n'importe quelle pathologie. Ils doivent donc satisfaire aux besoins à la fois des patients et des cliniciens responsables des soins prodigués à ces patients. Les prestations des laboratoires incluent le traitement des exigences, la préparation du patient et son identification, le prélèvement d'échantillons, le transport, le stockage, le prétraitement et l'analyse d'échantillons biologiques, suivis de la validation des résultats, de leur interprétation, du compte rendu et du conseil, tout en assurant la sécurité du personnel et le respect de l'éthique [17].

En RDC, la qualité des infrastructures, du personnel, de l'équipement et des analyses de l'ensemble des laboratoires spécialisés et des hôpitaux, demeure peu satisfaisante. Il est donc indispensable d'améliorer la qualité des services des laboratoires [30].

L'assurance qualité dans un laboratoire d'analyses de biologie médicale prédispose à l'amélioration continue, prévient les erreurs et améliore la performance générale des analyses [20]. Elle est importante pour :

- Combler les attentes du public qui désire des normes élevées de qualité,
- Aider à évaluer et à améliorer le système de laboratoire et
- Assurer la fiabilité et la comptabilité des résultats.

Par ailleurs, les notions du management qualité en général, de l'assurance qualité au laboratoire en particulier n'ont pas été transmises aux futurs professionnels de laboratoire pendant la formation de base en RDC. La formation continue sur l'assurance qualité s'est avérée utile depuis quelques temps, pour aider les laboratoires à améliorer leurs performances ainsi que la qualité de leurs services.

La norme ISO/CEI 15189 : 2012, fondée sur l'ISO/CEI 17025 et sur l'ISO 9001, fournit les exigences de compétence et de qualité propres aux laboratoires d'analyses de biologie médicale.

Conformément à ISO 15189 : 2012, lorsque les réglementations nationales l'autorisent, il est souhaitable que les prestations fournies par le laboratoire incluent aussi l'examen du patient dans le cadre de consultations et une participation active à la prévention des maladies aussi bien qu'au diagnostic et à la surveillance des patients. Il est aussi recommandé que chaque laboratoire assure l'éducation et la formation scientifique de son personnel concerné [30]. Si un laboratoire recherche une accréditation, il convient qu'il choisisse un organisme d'accréditation qui fonctionne conformément aux normes internationales appropriées et qui tienne compte des exigences particulières aux laboratoires d'analyses de biologie médicale [30].

L'Assurance de la qualité est une partie du management qualité visant à donner confiance en ce que les exigences pour la qualité seront satisfaites [20,30].

Le contrôle de qualité, étant la vérification de la validité d'un résultat d'analyse de biologie médicale, peut être interne ou externe. Lorsque le contrôle de qualité est interne, il se sert d'un ensemble de mécanismes mis en place par le laboratoire permettant au technicien lui-même de s'assurer que le travail quotidien est bien fait [21,30].

Cependant, lorsque le contrôle de qualité est externe (autrement appelé évaluation externe de la qualité), il est une activité continue, mise en place par le laboratoire de référence, l'autorité publique ou par un organisme indépendant (association professionnelle), pour s'assurer de la qualité du travail fait au niveau des laboratoires périphériques d'un réseau. Lorsqu'une évaluation externe de la qualité (EEQ) est mise en place par un organisme ou l'autorité publique, ce dernier devra solliciter l'expertise technique d'un laboratoire de référence, accrédité au préalable, par rapport aux analyses à réaliser.

3.2. Evaluation externe de la qualité d'un diagnostic biologique

L'assurance de la qualité du diagnostic de laboratoire est une condition préalable pour des résultats précis et par conséquent, une meilleure prise en charge, et l'EEQ est un outil puissant pour surveiller la qualité du diagnostic de laboratoire. Dans une EEQ, un organisme accrédité (laboratoire de référence) envoie des échantillons dont les résultats de référence sont connus, qui sont aussi proches que possible des échantillons cliniques, et un questionnaire sur les techniques et l'interprétation aux laboratoires participants : ces laboratoires effectuent l'analyse et soumettent leurs rapports à l'organisateur. Le laboratoire de référence renvoie un feedback individuel afin de leur permettre l'analyse comparative de leurs performances par rapport au laboratoire de référence et aux autres laboratoires participants [21].

Une EEQ couvre les étapes pré-analytique (par exemple, les informations cliniques, échantillonnage), analytique (entretien et contrôle de qualité de l'équipement, du matériel et des réactifs, procédures appropriées et contrôle de qualité interne) et post-analytique (par exemple le compte rendu des résultats et l'interprétation) de la norme ISO 15189 : 2012 pour les laboratoires de diagnostic [30]. En outre, l'EEQ fournit un précieux stimulus éducationnel et peut donner un aperçu des niveaux de performances générales des laboratoires et, aussi, des kits de diagnostic [6].

Selon les recommandations de l'OMS, la surveillance des compétences pour le diagnostic microscopique est réalisée en transmettant des lames à un laboratoire de référence, qui reprend l'analyse et donne un feedback spécifique à chaque laboratoire participant [4].

L'EEQ peut être une alternative, car elle fournit des données transversales sur la performance générale des laboratoires et peut révéler des tendances ou des problèmes communs. Bien que plusieurs publications aient rapporté sur l'assurance qualité du diagnostic microscopique dans les pays à ressources limitées, il y en a eu peu sur les sessions EEQ [6].

Chapitre 4 : MATERIEL ET METHODES

Nous avons réalisé, successivement, deux sessions d'EEQ du diagnostic microscopique du paludisme en RDC en utilisant une méthodologie et des techniques diverses.

4.1. Matériel et méthode pour la première session

La première session EEQ était organisée entre les mois de septembre et de novembre 2010 par l'INRB, laboratoire national de référence pour le paludisme en RDC.

4.1.1. Participants

Constitués des laboratoires cliniques, les participants étaient sélectionnés à travers le réseau du programme national de lutte contre la tuberculeuse (PNLT) dans quatre provinces de la RDC : Kinshasa, Bas-Congo, Katanga et Province Orientale.
En outre, les laboratoires de référence du paludisme au niveau provinciale étaient inclus.

4.1.2. Echantillons

Les échantillons (GE et FM) étaient préparés à partir du sang prélevé sur EDTA chez des patients reçus à l'INRB, conformément aux recommandations du PNLP et de l'OMS [4,19]. Brièvement, la GE et le FM étaient étalés sur une même lame (pre-cleaned slides, Menzel-Gläzer Braunschweig, Germany). Le FM était fixé au méthanol (Panreac, Barcelona- Spain) et la GE et le FM étaient colorés au Giemsa (MERCK, Darmstadt- Germany) à pH 7,2 et examinés par des experts en microscopie en utilisant un grossissement X1000. La densité parasitaire, par µl de sang, était calculée après comptage des parasites asexués contre 200 globules blancs sur la GE en utilisant le nombre des globules blancs comptés au microscope dans une chambre de la cellule de Neubauer [4]. Pour pallier aux variations de comptage, trois experts en microscopie ont rendu les densités parasitaires sur 10 lames pour chaque échantillon positif pour *Plasmodium falciparum* et une moyenne $\pm$ SD a été calculée. Toutes fois les densités parasitaires étaient évaluées conformément au système "+". L'identification des espèces de *Plasmodium* était confirmée par la *polymerase chain reaction* (PCR) [31,32]. Les échantillons colorés étaient séchés et emballées dans des boîtes en plastique et stockées pour une durée maximale de 90 jours avant l'expédition.

Trois échantillons étaient constitués des gouttes épaisses (GE) et frottis minces (FM) colorés au Giemsa et accompagnés des informations cliniques et des nombres des globules blancs comptés par microlitre de sang (Tableau III). Pour la densité parasitaire, les participants avaient les possibilités de l'exprimer en nombre des parasites asexués par microlitre ou en système "+" (échelle de "+" à "++++") [17,18]. ; tous les 2 systèmes étaient encore recommandés par le PNLP au moment de l'étude.

Le quatrième échantillon était un frottis mince considéré comme échantillon didactique. Le cinquième échantillon était un frottis mince non coloré: les participants étaient invités à le colorer conformément aux méthodes usuelles et de le retourner à l'INRB.

Une goutte épaisse de routine, sélectionnée par les participants eux-mêmes dans leurs laboratoires, leur était également demandée. Cette lame devait être renvoyée ensemble avec le cinquième échantillon. Les deux échantillons étaient utilisés pour évaluer la qualité de la préparation de la goutte épaisse et de coloration au niveau des participants.

Le formulaire de réponses pour les échantillons EEQ incluait le diagnostic (paludisme oui ou non), l'identification de l'espèce plasmodiale et la densité parasitaire.

4.1.3. Questionnaire

En plus des échantillons, un questionnaire était proposé aux participants. Le questionnaire renseignait sur : le nombre de demandes pour le diagnostic du paludisme, le taux de positivité des GE, les procédures de coloration et de la formation. En outre, les participants étaient interrogés sur l'utilisation des TDRs du paludisme.

4.1.4. Distribution des échantillons et collecte des données

Les échantillons emballés dans des porte-lames en plastique (Boîte mailer, Menzel-Gläser, Braunschweig, Allemagne) et le questionnaire étaientexpédiés dans des enveloppes protégées (Air Pro 4, Propac, Malmö, Suède) selon les recommandations des Nations Unies3373).

Pour la province de Kinshasa, les enveloppes étaient transportées et livrées sur site en voiture par un collaborateur de l'INRB.

Pour les autres provinces, les échantillons étaient expédiés à travers les agences privées, respectivement, par voie aérienne pour la province orientale (Kisangani) et celle du

Katanga (Lubumbashi), et par route pour le Bas-Congo (Boma et Kimpese) où ils étaient reçus par les coordonnateurs provinciaux de PNLT ou leurs représentants. Ensuite, ils étaient transportés en voiture et remis en mains propres aux laboratoires participants.

Les réponses (des formulaires), les questionnaires ainsi que les lames (échantillons 5 et 6) étaient, ensuite, collectées à nouveau par le représentant PNLT et expédiés, par les mêmes voies, à l'investigateur principal (INRB, à Kinshasa).

Il était demandé aux participants de renvoyer les réponses ensemble avec un frottis sanguin mince et une goutte épaisse colorés pour l'évaluation de la qualité du colorant de Giemsa.

4.1.5. Analyse des données

Dans la pratique du diagnostic en RDC, les densités parasitaires sont généralement exprimées selon le système "+" : par conséquent, les réponses en termes de ce score étaient principalement considérées. En outre, les valeurs exprimées en nombre des parasites asexués par microlitre étaient classées en comparaison aux valeurs de référence ± SD [33].

Pour l'évaluation de la qualité de coloration des lames (échantillons 5 et 6) retournées à l'INRB, deux microscopistes ont évalué ces lames selon les critères des études antérieures et des recommandations de l'OMS [4,34,35]. Les résultats discordants étaient évalués par un troisième observateur et le résultat de consensus a été considéré.

Les variables continues étaient évaluées pour la différence significative en utilisant le test de Student. Les différences entre les proportions étaient testées pour la différence significative en utilisant le test de Pearson de chi carré ou, en cas de petites tailles d'échantillon, un test exact de Fisher. La tendance dans les proportions était évaluée à l'aide du test de Chi-carré pour les tendances. Les réponses pour le diagnostic microscopique (échantillons 1, 2 et 3) étaient classées comme étant correctes ou avec des erreurs mineures et majeures.

Etaient considérées comme erreur majeure :
- Un diagnostic erroné du paludisme, c'est à dire un faux négatif ou un faux positif,
- Ne pas mentionner la présence de *P. falciparum* (soit des rapports d'espèce non-*falciparum* dans le cas de *P. falciparum* ou la non identification des espèces) et

- Les densités parasitaires avec une différence de plus de deux "+" par rapport à la référence ou non marquées du tout. Une erreur mineure a été définie comme des densités parasitaires avec une différence d'un "+" par rapport au résultat de référence.

4.2. Matériel et méthode pour la deuxième session

Cette deuxième EEQ était organisée de nouveau par l'INRB entre Juillet et Octobre 2011.

4.2.1. Participants

Les participants étaient constitués des laboratoires qui avaient, soit souscrit et participé à la précédente EEQ, soit faisaient partie du réseau du PNLT. Il s'agissait des laboratoires cliniques des niveaux provincial, hôpital, centre de santé et autres, sélectionnés à travers le réseau du PNLT dans toutes les provinces de la RDC.

4.2.2. Echantillons

Les échantillons utilisés dans cette EEQ étaient composés de trois GE et FM colorés au Giemsa (Tableau V), préparés comme décrit lors de la première EEQ (à partir des échantillons de sang prélevés sur l'EDTA auprès des patients fréquentant l'INRB pour des analyses de routine). Toutes fois, pour une meilleure conservation, les frottis colorés étaient couverts d'une lamelle avec l'usage de l'Entellan (Merck, Darmstadt, Allemagne).

La densité parasitaire était déterminée au grossissement 1000X par six experts microscopistes de l'INRB et de l'Institut de médecine tropicale (IMT) d'Anvers/ Belgique, et la valeur de référence était calculée à partir de la densité moyenne ± 2 écarts types (SD).

Pour toutes les lames, la présence ou l'absence des espèces de *Plasmodium* était confirmée en utilisant la PCR en temps réel [31,32].

4.2.3. Distribution des échantillons et collecte des données

De la même manière que lors de la session précédente (voir *4.1.4.*), les formulaires, questionnaires et échantillons étaient expédiés aux coordonateurs du PNLT dans chaque province via les agences et à Kinshasa, via deux collaborateurs de l'INRB.

Ces derniers les avaient transportés en voitures ou par moto et les avaient distribués aux laboratoires participants. La procédure écrite expliquant comment déterminer la densité parasitaire a été annexée aux échantillons

Lors de la détection d'une infection palustre, les participants devaient signaler l'espèce de *Plasmodium,* le stade de développement du parasite et la densité parasitaire, exprimée en nombre des trophozoïtes par microlitre du sang. D'autres résultats devaient être présentés comme des commentaires.

Il était aussi demandé aux participants de remplir un questionnaire sur:
- L'utilisation de la microscopie et des tests de diagnostic rapides (TDR) pour le diagnostic du paludisme,
- Le nombre d'analyses effectuées le mois précèdent l'EEQ,
- Le taux de positivité des analyses et
- Le nombre de personnes effectuant les analyses ainsi que leur formation. En outre, une information sur le type et la marque des TDRs utilisés et les ruptures de stock a été demandée.

La collecte des données s'était également déroulée comme lors de la précédente session et tous les formulaires de réponses et questionnaires remplis étaient renvoyés à l'investigateur principal à l'INRB, à Kinshasa.

4.2.4. Analyse des données

Les données étaient saisies dans une base Excel (Microsoft, Redmond, États-Unis d'Amérique) et analysées en utilisant la version Stata 10.0 (Stata Corp. LP, College Station, USA).

Les réponses des participants à l'EEQ étaient classées de la manière suivante : "correctes", "avec erreur mineure" ou "avec erreur majeure". La distinction entre les erreurs mineures et majeures était basée sur l'effet potentiel que cette erreur pourrait avoir sur le diagnostic du patient et sa prise en charge clinique.

- Une densité parasitaire inférieure à 2 écarts types à la densité moyenne (de référence) déterminée par les experts microscopistes, était considérée comme correcte.
- Une densité parasitaire en dehors de cette fourchette était considérée comme une erreur majeure si elle était plus ou moins de 10 fois que la valeur de référence et, toutes les

autres densités parasitaires en dehors de la fourchette étaient considérées comme des erreurs mineures.

L'analyse d'une lame était considérée comme correcte si aucune erreur ou une erreur mineure était commise et incorrecte si une erreur majeure était commise. La meilleure performance attendue de l'analyse des lames était une réponse correcte pour chacune des quatre lames.

Les différences entre les proportions étaient testées pour une différence significative en utilisant le test de Chi carré (ou test exact de Fisher) et les différences entre deux groupes de variables continues étaient testées pour une différence significative par le test de Mann-Whitney rank-sum. Les tendances, dans les proportions, étaient évaluées à l'aide du test de Chi-carré.

Chapitre 5 : RESULTATS

5.1. Résultats pour la première session

5.1.1. Laboratoires participants

Les laboratoires participants étaient localisés dans les zones hyper et holo-endémiques de transmission du paludisme avec *Plasmodium falciparum* pour plus de 95% des infections palustres. Ils étaient classés selon les niveaux du laboratoire provincial de référence, de l'Hôpital, du centre de santé de référence, du centre de santé et des autres (Tableau II).

Tableau II : Laboratoires participants à la 1ère session EEQ de la microscopie du paludisme.

Participants	Bas-Congo	Kinshasa	Province orientale	Katanga	Total (%)	% estimé de couverture RDC
Laboratoire provincial de référence	1	1	1	1	11*	100,0
Hôpital	24	32	4	12	72	9.9
Centre de santé de référence	22	11	0	3	36	1.0**
Centre de santé	6	1	32	5	44	1.0**
Laboratoires privés	0	10	0	1	11	na
Total	53	55	37	22	174	1.9

* Inclus les laboratoires provinciaux de référence de sept autres provinces de la RDC.
** La RDC compte 8266 centres de santé. Les statistiques nationales ne distinguent pas les centres de santé de référence des centres de santé.
Na = non applicable

5.1.2. Echantillons EEQ

Le panel de cette EEQ était composé de cinq échantillons. Les informations cliniques y relatives et les résultats de référence sont repris dans le tableau III.

Tableau III : Echantillons EEQ 1, informations cliniques et résultats de référence.

Echantillon	Informations	Résultat de référence/ Commentaires
1. GE + FM colorés au Giemsa	Fille de 9 ans, fièvre, pâleur, faiblesse, leucocytes comptés 10400/µl	*Plasmodium falciparum*, densité parasitaire 177000/µl ou "++++"
2. GE + FM colorés au Giemsa	Femme de 54 ans, céphalées et fièvre, Leucocytes comptés 2500/µl	*Plasmodium falciparum*, densité parasitaire 86/µl ou "+"
3. GE + FM colorés au Giemsa	Homme de 57 ans, examens de contrôle	Aucun parasite vu
4. FM coloré au Giemsa	Femme de 39 ans, aucune information	Aucun parasite vu, Présence des corps de Jolly-Howell, Echantillon didactique
5. FM non coloré	Homme de 36 ans, aucune information	Echantillon à colorer par le participant et à retourner pour évaluation de la qualité de coloration
6. Pas d'échantillon	GE de routine à sélectionner par le participant	Echantillon à envoyer au laboratoire de référence pour évaluation de la qualité de coloration

5.1.3. Session EEQ

La session pilote EEQ était réalisée entre août et septembre 2010 et la session proprement-dite, entre les mois de septembre et novembre 2010.

Les réponses de 174 sur 183 laboratoires étaient reçues, soit un taux de réponses de 95,1%. La durée médiane de l'expédition à partir de l'INRB (Kinshasa) aux participants (Kinshasa et en provinces) était de 9 jours (intervalle de 1 - 67 jours), et les rapports oétaient retournés dans un délai médian de 4 jours (intervalle de 1 - 25 jours).

5.1.4. Résultats d'analyse microscopique des échantillons

Les tableaux IV, V et VI présentent les résultats pour l'échantillon 1, 2 et 3 respectivement.

Pour l'échantillon 1 (*P. falciparum*, 177.000/µl) 59,2% des participants avaient rapporté des réponses correctes et les autres (16,1%) avaient présenté des erreurs mineures. Toutes les erreurs mineures, sauf une, concernaient la densité parasitaire (rapport de "+ + +" au lieu de "+ + + +" attendu, 17,8%). Près d'un quart (n = 43, 24,7%) des participants avaient présenté des erreurs majeures, incluant (i) des réponses "pas de paludisme" (5,2% des participants), (ii) " paludisme à *Plasmodium* non *falciparum*" (9,8%), et (iii) "+" ou "++" ou pas du tout de densité parasitaire (8,6%); deux participants (1,1%) avaient présenté à la fois les deux dernières erreurs.

Tableau IV : Résultats des participants à l'EEQ 1 pour l'échantillon 1.

Résultat rapporté	Densité parasitaire "système plus"					Total (%)
	0	+	++	+++	++++	Non rapporté	
P. falciparum	5	9	27**	103*		1	145 (83.3)
P. falciparum et *P. malariae*				1**			1 (0.6)
P. malariae			1	2		1	4 (2.3)
Plasmodium spp.				1			1 (0.6)
Pas d'identification d'espèce rapportée			1	3	10		14 (8.1)
Aucun parasite observé	9						9 (5.2)
Total	9	5	10	31	116	2	174 (100)

*Réponse correcte, densité parasitaire "+++++" incluse ; **Erreur mineure

L'échantillon 2 (*P. falciparum*, 86/µl) était rapporté correct par moins de la moitié (41,9%) des participants :

- 37 participants soit 21,5% avaient présenté des erreurs mineures, sauf un qui avait rapporté un score de "++" au lieu de "+" attendu pour la densité parasitaire.
- 63 participants soit 36,6% avaient rapporté des erreurs majeures, y compris (i) "pas de paludisme" (16,3%), (ii) "paludisme avec *Plasmodium* non-*falciparum*" (18,6%), et (iii) la densité parasitaire supérieure à "++" (2,9%).

Tableau V : Résultats des participants à l'EEQ 1 pour l'échantillon 2.

Réponses rapportées	Densité parasitaire "système plus"				Total (%)
	+	++	+++	Non rapportée	

P. falciparum	72*	36**	3	2	113 (65.7)
P. vivax and P. falciparum	1**				1 (0.6)
Plasmodium spp.	11	3			14 (8.1)
Pas d'identification d'espèce rapportée	16	2			18 (10.5)
Aucun parasite observé				26	26 (15.1)
Total	100	41	3	28	172 (100.0)

*Réponse correcte, **Erreur mineure

Deux tiers des participants avaient rapporté des réponses correctes pour l'échantillon 3 (aucun parasite observé). Les erreurs majeures parmi le tiers restant avaient inclus les réponses de *P. falciparum* (24,10%) avec 9 (5,2%) participants ayant rapporté des densités parasitaires supérieures à "+".

Aucun des participants n'avait mentionné la présence des corps de Jolly-Howell pour l'échantillon 4. En revanche, pour l'échantillon négatif, 24 (16,7%) participants avaient rapporté la présence des *Plasmodium*, la plupart *P. falciparum*. Parmi les participants qui avaient des réponses correctes pour tous les trois échantillons (n = 172), 26,2% ; en revanche 34,3%, 21,5% et 5,8% avaient commis des erreurs majeures respectivement pour les échantillons 1, 2 et 3.

5.1.5. Densité parasitaire

En plus des rapports exprimés en système "+", 44 et 41 participants avaient rapporté les densités parasitaires en nombre de parasites asexués/ µl respectivement pour les échantillons 1 et 2. Les figures 7 et 8 présentent la distribution des densités parasitaires par rapport à la moyenne ± SD des valeurs de référence.

Tableau VI : Résultats des participants à l'EEQ 1 pour l'échantillon 3.

Réponses rapportées	Densité parasitaire "système plus"					Pas de parasite observé	Total (%)
	+	++	+++	++++	Non rapporté		
P. falciparum	35	4	1		1		41 (23.6)
Plasmodium ssp	4	2	1	1			8 (4.6)
P. falciparum,					1		1 (0.6)

Gamétocytes Pas d'identification d'espèce rapportée	7			1		8 (4.6)
Aucun parasite observé					116*	116 (66.6)
Total	46	6	2	1	3	116	174 (100.0)

*Réponses correctes

Pour l'échantillon 1 (Fig. 7), les densités parasitaires variaient entre 32 et 2.700.000 / µl. Trente-deux (72,7%) participants avaient rapporté une densité parasitaire > 2 SD supérieures ou inférieures à valeur de référence, avec 22 (49,9%) et 1 (2,3%) participants qui avaient rapporté une valeur 10 fois supérieure ou inférieure à la valeur moyenne de référence.

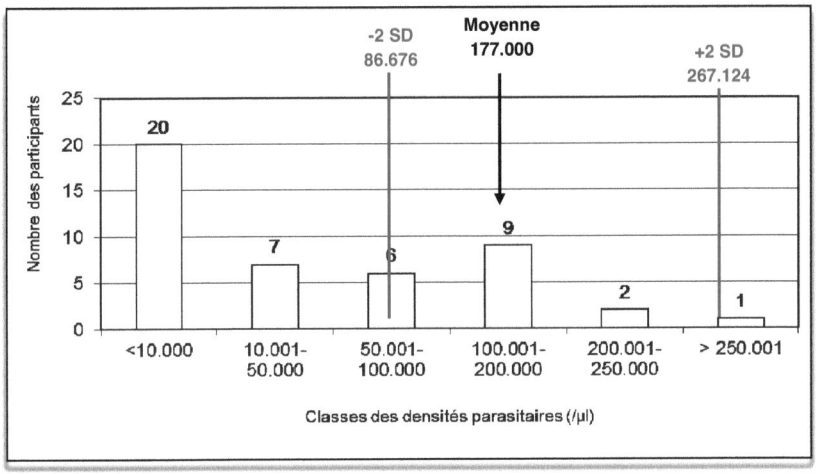

Figure 7: Distribution des densités parasitaires par µl de sang pour l'échantillon 1 de l'EEQ 1.

Pour l'échantillon 2 (Fig. 8), ces nombres étaient respectivement de 32 (78,1%), 2 (4,9%), 16 (39,0%), et les densités parasitaires variaient entre 1 et 32.000/µl.

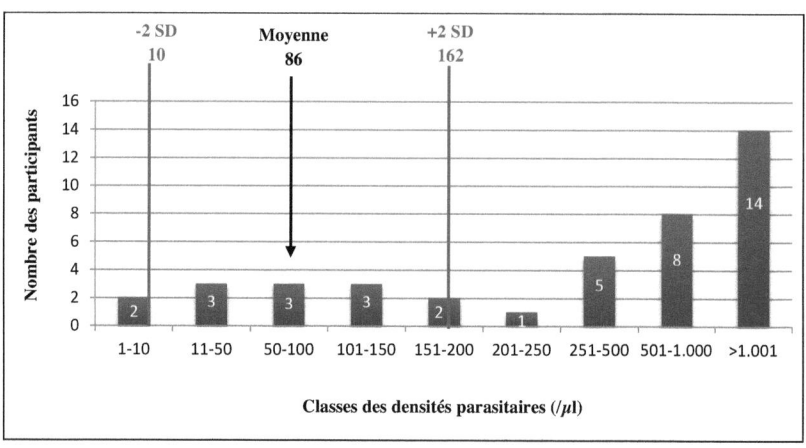

Figure 8 : Distribution des densités parasitaires par µl de sang pour l'échantillon 2 de l'EEQ 1.

5.1.6. Qualité du colorant de Giemsa rapportée sur les frottis sanguins épais et minces

Le tableau VII présente les scores de la qualité du colorant de Giemsa pour l'échantillon 5 (frottis sanguin envoyé par les organisateurs pour être coloré) et de l'échantillon 6 (goutte épaisse de routine des participants).

Bien que certains scores étaient élevés suivant les critères considérés un à un, la qualité globale était modeste, avec seulement une minorité (< 20%) des lames retournés qui étaient conformes à tous les critères évalués.

Tableau VII : Qualité des frottis minces et épais des participants à l'EEQ 1.

Echantillon	Critères de classification	Total (%)
Echantillon 5: Frottis mince EEQ, coloré par les participants et retournés à l'INRB. (n = 163)	Pas de précipités de Giemsa observés	107 (65.6)
	Hématies colorés en gris- roses	147 (90.2)
	Chromatine des lymphocytes pourpres	60 (36.8)
	Granulations des neutrophiles roses	100 (61.4)
	Conformes à tous les critères ci-dessus	16 (9.8)

Echantillon 6: Frottis épais coloré de routine des participants envoyé à l'INRB. (n = 155)	Dimensions correctes (> 1cm) et épaisseur du frottis	110 (71.0)
	Hémolyse complète des hématies	118 (76.1)
	Pas de précipités de Giemsa observés	60 (38.7)
	Bon contraste entre noyau et cytoplasme	70 (45.1)
	Conformes à tous les critères ci-dessus	30 (19.4)

5.1.7. Réponses au questionnaire

Un tiers (32,7%) des participants avaient traité moins de 100 échantillons au cours du mois précédant l'EEQ et 58,3% avait traité moins de 200 échantillons.

Un total de 25 (14,9%) participants avaient indiqué un taux de positivité des lames inférieur à 20%, tandis que deux tiers (66,0%) avaient déclaré un taux de positivité des lames ≥ 40%, parmi lesquels 26 (15,5%) ≥ 80% (Fig. 9).

Près des deux tiers (63,8%) des participants n'avaient jamais participé à une formation officielle sur la microscopie du paludisme, et parmi eux, plus de la moitié étaient formés avant 2007.

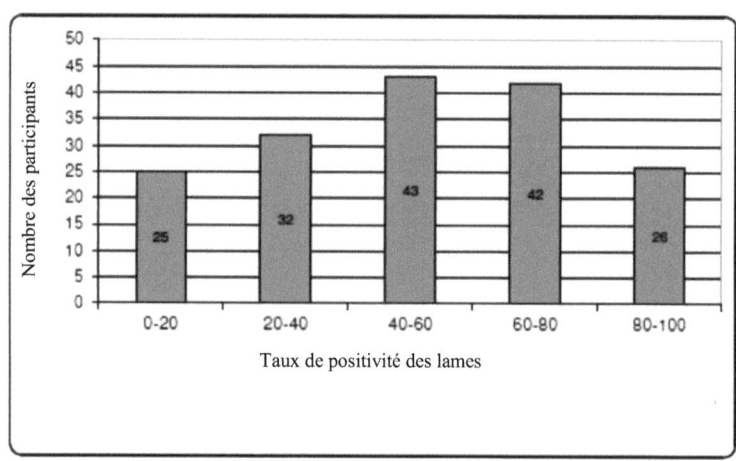

Figure 9 : Distribution des taux de positivité des GE réalisées par les participants, EEQ 1.

La situation était pire pour les centres de santé et les centres de santé de référence (pas de formation pour 69,8% et 75,0% respectivement) que pour les laboratoires provinciaux et les hôpitaux de référence (pas de de formation pour 45,5% et 52,5% respectivement), mais cette différence n'était pas statistiquement significative ($p = 0,136$).

Les participants étaient interrogés sur leur approvisionnement en colorant de Giemsa et l'utilisation de l'eau tamponnée. La grande majorité (87,9%) s'approvisionne en Giemsa comme solution concentrée (solution mère).

Quant au choix du fournisseur, un quart seulement (25,3%) des participants s'approvisionnait auprès de fournisseurs fiables comme les services de centrales d'achat, des organisations non-gouvernementales et le programme national de lutte contre le paludisme, tandis qu'un tiers (35,6%) s'approvisionnait auprès des "Fournisseurs ambulants", c'est-à-dire des vendeurs privés ambulants qui livrent le produit sur le site. Cette dépendance était plus fréquente dans la catégorie "centres de santé de référence" 22/36 (61,1%).

Pour la préparation du la solution de travail, la moitié (52,3%) des participants avaient utilisé une solution tampon, 29,9% et 17,8% l'eau distillée et l'eau ordinaire (la plupart du temps l'eau du robinet), respectivement.

Le quart (24,7%) des participants avait utilisé les tests de diagnostic rapides (TDRs), dont la moitié d'entre eux depuis une durée maximum d'un an. La majorité d'entre eux (81,4%) avait utilisé la marque "Paracheck (Orchid Biomedical Systems, Goa, Inde)".

5.1.8. Associations entre la performance et différents paramètres

Les performances EEQ en termes d'exactitude des réponses pour les trois échantillons de diagnostic ont corrélé avec le nombre d'échantillons traités par mois ($p <$ 0,00 . Fig. 10) ; mais pas avec d'autres facteurs telles que la province, la formation au cours des années antérieures ou de la qualité et l'origine du colorant de Giemsa.

En outre, il y avait une tendance vers des meilleurs résultats liés au niveau élevé de la structure, avec 16,3% des centres de santé, 20,0% des centres de santé de référence, 34,7% des hôpitaux et 45,5% des laboratoires provinciaux rapportant des réponses correctes pour les trois échantillons ($p = 0,064$).

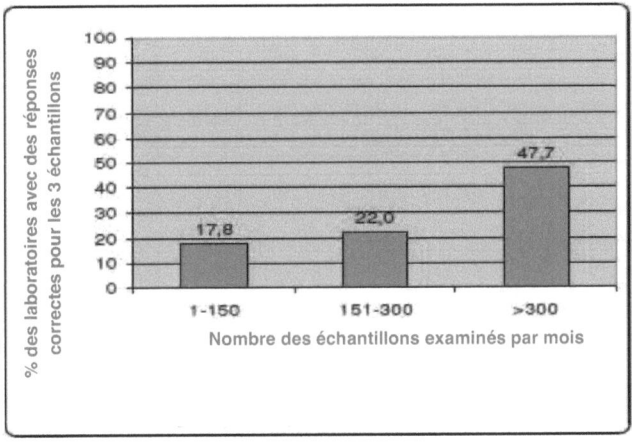

Figure 10 : Nombre des GE analyées mensuellement par les participants et taux des réponses correctes pour les 3 échantillons EEQ 1.

5.2. Résultats pour la deuxième session

5.2.1. Laboratoires participants

Un total de 356 laboratoires cliniques des 11 provinces du pays étaient inclus (Tableau VIII). Les réponses étaient reçues de 277 sur 356 (77,8%) des laboratoires inclus : 11 laboratoires de référence provinciaux (4,0%), 109 laboratoires des hôpitaux généraux (39,4%), 143 laboratoires des centres de santé (51,6%) et 14 laboratoires privés (5,1%).

Au niveau national, la couverture était de : 91,7% pour les laboratoires provinciaux de référence (11/ 12) ; 27,7% pour les hôpitaux (109/ 393) et 1,7% pour les centres de santé (143/ 8266). La couverture pour les laboratoires privés n'était pas connue. Le tableau VIII présente les laboratoires participants à la deuxième EEQ.

Tableau VIII : Laboratoires participants à la deuxième session EEQ.

Provinces	Laboratoire provincial de référence	Hôpitaux	Centres de santé	Laboratoires privés	Total
Bandundu	1	1	2	0	4
Bas-Congo	1	22	26	0	49
Equateur	1	4	6	1	12
Kasaï Occidental	1	0	0	0	1
Kasaï Oriental	1	5	0	1	7
Katanga	1	17	16	0	34
Kinshasa	0	31	32	8	71
Maniema	1	0	0	0	1
Nord Kivu	1	14	16	0	31
Province Orientale	2	11	38	2	53
Sud Kivu	1	4	7	2	14
Total (%)	11 (3.9)	109 (39.4)	143 (51.6)	14 (5.1)	277 (100)

5.2.2. Echantillons EEQ

Les échantillons utilisés dans cette EEQ étaient composés de trois GE et FM colorés au Giemsa, les informations cliniques y relatives et les résultats de référence sont repris dans le tableau IX.

Tableau IX : Echantillons, informations cliniques et résultats de référence à la deuxième session EEQ.

Echantillon	Informations	Résultat de référence/ Commentaires
1. GE + FM colorés au Giemsa	Fille de 14 ans, fièvre, douleur abdominale, asthénie et diarrhée	*Plasmodium falciparum*, gamétocytes
2. GE + FM colorés au Giemsa	Homme de 39 ans, examen de contrôle	Aucun parasite vu
3. GE + FM colorés au Giemsa	Homme de 44 ans, céphalées, asthénie et fatigue générale	*Plasmodium falciparum*, densité parasitaire 113530/µl

5.2.3. Session EEQ

Cette session était réalisée entre juillet et octobre 2011. La durée médiane d'arrivée des échantillons EEQ aux laboratoires participants était de 27 jours (limites : 1-109). Les rapports étaient retournés avec une durée médiane de 7 jours (limites : 1-83).

5.2.4. Résultats d'analyse microscopique des échantillons

Les réponses aux trois lames étaient reçues de 263 laboratoires participants ; 92 (35,0%) avaient rapporté des réponses conformes (c'est à dire correctes ou avec une erreur mineure) sur toutes les lames. Cependant 3,0% avaient rapporté aucune réponse correcte et 11,0% n'en avaient rapporté qu'une seule à la fois.

L'échantillon 1, qui contenait les gamétocytes de *Plasmodium falciparum*, était lue correctement par 44,8% des participants, tandis que 37,7% et 17,5% ont avaient commis respectivement des erreurs mineure et majeure (Tableau X).

Tableau X : Résultats des participants à l'EEQ 2 pour l'échantillon 1.

Réponses rapportées	Stade de développement				Total (%)
	Gamétocyte	Gamétocyte et Schizonte/Trophozoïte	Trophozoïte/ Schizonte	Non rapportée	
P. falciparum	120*	4	25	8	157 (58.6)
P. non falciparum	1	0	4	0	5 (1.9)
Pas d'identification d'espèce	3	1	1	4	9 (3.4)
Aucun parasite vu	6	0	0	91	97 (36.2)
Total	130	5	30	103	268 (100)

*Réponses correctes

L'échantillon 2, qui ne contenait pas de parasites, était rapportée comme négative, réponse correcte, par 81,0% des participants, mais les 19,0% autres avaient commis l'erreur majeure de rapporter la présence d'un *Plasmodium* (Tableau XI).

Tableau XI : Résultats des participants à l'EEQ 2 pour l'échantillon 2.

Résultats rapportés	Stade de développement			Non rapportée	Total (%)
	Gamétocyte	Gamétocyte et Schizonte/Trophozoïte	Trophozoïte/ Schizonte		
P. falciparum	2	2	29	4	37 (13.8)
P. non falciparum	0	0	5	2	7 (2.6)
Pas d'identification d'espèce	0	0	2	4	6 (2.2)
Trypanosoma brucei spp.	0	0	0	1**	1 (0.4)
Aucun parasite vu	0	0	0	218*	218 (81.0)
Total	2	2	36	229	269 (100)

*Réponses correctes
**Confusion des échantillons ?

L'échantillon 3, qui contenait les trophozoïtes *P. falciparum* avec une densité parasitaire de 113.530/µl était lue correctement par 75,7% (205/271) des participants (Tableau XII).

Tableau XII : Résultats des participants à l'EEQ 2 pour l'échantillon 3.

Résultats rapportés	Stade de développement				Total (%)
	Gamétocyte	Gamétocyte et Schizonte/ Trophozoïte	Trophozoïte/ Schizonte	Non rapportée	
P. falciparum	6	1	205*	23	235 (86.7)
P. falciparum et *malariae*	0	0	1		1 (0.4)
P. non falciparum	0	0	18	4	22 (8.1)
Aucun parasite vu	0	0	0	5	5 (1.9)
Non rapportée	0	0	3	5	8 (2.9)
Total	6	1	227	37	271 (100)

En outre 15,1% avaient rapporté des densités parasitaires inclues dans la fourchette de référence (Figure 11).

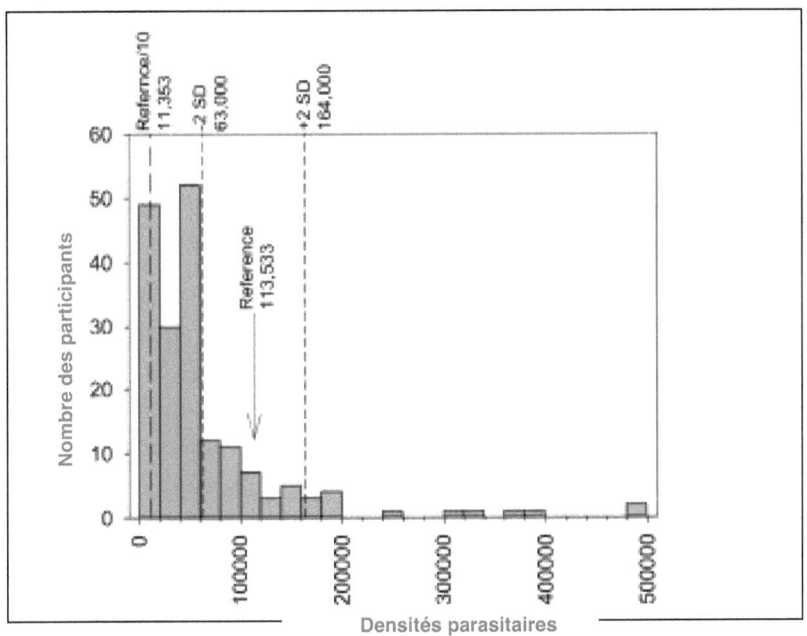

RV : valeur de référence; SD : écart-type. ᵃLa valeur de référence est de 113533 trophozoïtes par µl
ᵇ un dixième de la valeur de référence est de 11353 trophozoïtes par µl   ᶜ- 2SD de la valeur de référence est de 63000 trophozoïtes par µl ; +2SD de la valeur de référence est de 164000 trophozoïtes par µl. La valeur de référence et l'écart type pour la densité des trophozoïtes ont été déterminés à partir de calculs effectués par un groupe d'experts microscopistes.

Figure 11 : Densités parasitaires des trophozoïtes de *P. falciparum* par les laboratoires participants à l'EEQ 2.

Les réponses aux trois échantillons étaient reçues de 263 laboratoires participants ; 92 (35,0%) avaient rapporté des réponses conformes (c'est à dire correctes ou avec une erreur mineure) sur tous les échantillons. Cependant 3,0% n'avaient rapporté aucune réponse correcte et 11,0% n'avaient rapporté qu'une seule réponse correcte à la fois.

5.2.5. *Réponses au questionnaire*

Parmi les 271 laboratoires qui avaient répondu, 257 (94,8%) avaient déclaré qu'ils utilisaient généralement la goutte épaisse pour le diagnostic du paludisme. Le nombre médian de lames examinées par mois était de 159 (intervalle interquartile, IQR : 86-352; maximum : 2532), par une médiane de 2 (IQR : 1-3) techniciens de laboratoire.

Le taux de positivité médian des gouttes épaisses examinées positives était de 51,9% (IQR : 31,0- 70,5).

Seulement 100 des 271 (36,9%) laboratoires avaient participé à une formation sur le diagnostic microscopique du paludisme, la durée médiane depuis la dernière formation était de 3 ans (IQR : 1-5).

Les TDRs du paludisme étaient utilisés par 44,3% (120/271) de laboratoires participants. Le nombre médian de TDRs exécutés par mois était de 160 (IQR: 36-188; maximum : 1283), par une médiane de 4 (IQR : 2-6) personnes. Le taux de positivité médian des TDRs était de 40,0% (IQR : 24,2 à 58,0). Dans l'ensemble, 64 laboratoires sur 120 (53,3%) avaient participé à une formation sur les TDRs surtout en 2010, et la durée médiane de l'expérience avec les TDRs était de 8 mois (IQR : 6-12).

Dans 13,3% des laboratoires, les TDRs avaient remplacé la microscopie pour le diagnostic du paludisme.

Les ruptures des stocks étaient rapportées par 30,8%. En outre, 29,2% des laboratoires avaient utilisé des TDRs pendant les gardes de nuit ; 7,5% les avaient utilisés en urgence et 2,5% les avaient utilisés dans la sécurité transfusionnelle ; cependant 35,0% n'avaient pas précisé les circonstances dans lesquelles ils avaient utilisé les TDRs. Le test le plus utilisé par 75% de laboratoires était de la firme SD Bioline (standard Diagnostics Inc., Hagal-Dong, République de Corée), suivi du Paracheck Pf (Orchid Biomedical Systems, Goa, Inde) utilisé par 14,2%.

5.2.6. Facteurs affectant les performances analytiques

Peu importe qu'un laboratoire ait utilisé régulièrement la microscopie ou les TDRs du paludisme, cela n'a eu aucun effet significatif sur la proportion des participants ayant rapporté des réponses correctes pour les quatre lames : 85 des 240 laboratoires qui utilisaient la microscopie avaient rapporté les quatre réponses correctes comparativement aux 2 des 11 laboratoires qui utilisaient uniquement des tests de diagnostic rapides ($p = 0,3$).

En outre, les laboratoires qui avaient participé à la formation n'ont pas eu des meilleures réponses comparativement à ceux qui n'avaient pas été formés ($p = 0,09$). Il n'y avait pas de différence significative entre les laboratoires qui avaient rapporté les quatre réponses correctes et d'autres laboratoires par rapport au nombre médian de lames examinées par mois : 166 par mois (IQR : 88 – 438) contre 152 par mois (IQR: 83-286), respectivement ($p = 0,2$).

En particulier, les laboratoires ayant examiné plus de 300 lames par mois n'avaient pas une meilleure performance significative que ceux qui avaient examiné moins de 300 lames par mois ($p = 0,052$).

Les structures de santé de référence (niveau supérieur) n'ont pas non plus mieux rapporté de manière significative: 54,5% des laboratoires provinciaux de référence avaient correctement répondu aux quatre lames, comparativement aux 42,3% des hôpitaux et 30,6% des centres de santé ($p = 0,08$ pour la tendance). Toutefois, les laboratoires qui participaient à une évaluation externe de la qualité pour la deuxième fois étaient nettement plus performants : 64 sur 152 (42,1%) laboratoires participants pour la deuxième fois avaient rapporté des réponses correctes pour les quatre échantillons par rapport aux 28 des 111 (25,2%) qui participaient pour la première fois ($p = 0,005$).

Il y avait moins d'erreurs majeures dans la deuxième EEQ que dans la première. En effet, dans celle-ci, nous avons enregistré 51 sur 269 (19,0%) des laboratoires ayant rapporté des réponses "faux positif" pour la lame "aucun parasite observé" contre 58 sur 174 (33,3%) enregistrés dans la première évaluation externe de la qualité ($p < 0,001$).

Les erreurs importantes dans les calculs de la densité parasitaire étaient également moins fréquentes dans la présente EEQ : 32 sur 186 (17,2%) des laboratoires comparativement aux 23 sur 44 (52,3%) lors de la première évaluation ($p < 0,001$).

Chapitre 6 : DISCUSSIONS

6.1. Discussion des résultats de la 1ère EEQ

Parmi les 174 laboratoires de diagnostic de la RDC ayant participé à cette session EEQ sur la microscopie du paludisme, un total de 26,2% a rapporté correctement les réponses pour tous les trois échantillons et 34,3%, 21,5% et 5,8% ont rapporté des erreurs majeures, respectivement, dans un, deux ou tous les trois échantillons. Les erreurs majeures comprenaient le manque le diagnostic de paludisme à *P. falciparum* et le diagnostic du paludisme dans les cas des échantillons négatif ainsi que les erreurs dans l'estimation de la densité parasitaire. La plupart de participants avaient des problèmes sérieux pour l'approvisionnement et la préparation du colorant de Giemsa et les deux tiers n'étaient pas officiellement formés en microscopie du paludisme.

6.1.1. Erreurs dans le diagnostic: résultats faux négatifs et faux positifs

Les erreurs majeures comprenaient des rapports de "pas de paludisme" ou "paludisme avec *Plasmodium* non-*falciparum*" dans le cas des échantillons positifs à *P. falciparum* (16,1% et 34,9% respectivement pour les échantillons 1 et 2) : ces résultats faussement négatifs peuvent avoir des conséquences potentiellement mortelles pour le patient et détériorer la confiance des cliniciens et de la communauté.

L'identification de *P. falciparum* dans les structures de niveau élevé (Laboratoire provincial et hôpital) était noté comme une difficulté aussi dans les régions non-endémiques : les échecs de 21% étaient enregistrés lors d'une session EEQ au Royaume-Uni et celle du Canada en 1995 avait enregistré 27% d'erreurs dans le diagnostic d'espèce de *P. falciparum* [35,36].

En outre, 24,0% et 16,7% des participants à la présente enquête ont rapporté "*P. falciparum*" pour les échantillons négatifs 3 et 4 : ces résultats "faux-positifs" conduisent à des risques inutiles de prescription d'un traitement aux effets secondaires, d'ajout des coûts et de distraction pour le clinicien qui rechercherait d'autres causes de fièvre et de la maladie. A titre de comparaison, des sessions d'EEQ en régions non-endémiques ont enregistré des résultats "faux-positifs" de 2 à 15% des participants et, en accord avec les observations actuelles, les corps de Jolly Howell, les filaments de fibrine et d'autres artefacts étaient confondus aux parasites du sang [6,36].

6.1.2. Erreurs dans l'estimation des densités parasitaires

Avec la densité parasitaire exprimée en fonction du "système plus", environ 20% et 10% des participants ont rapporté une différence de un "+" ou $\geq$ à "++" par rapport à la valeur de référence (considéré respectivement comme erreurs mineure et majeure).

Le rapportage selon le système "+" est soumis à une échelle incohérente et l'OMS a recommandé son remplacement progressif par le comptage des parasites asexués par microlitre de sang. Ce dernier système n'a été mis en place par le PNLP que depuis Octobre 2010, ce qui peut expliquer en partie les résultats peu satisfaisants actuellement observés. Toutefois, le nombre élevé de échecs apparents (>10 fois au-dessus ou en dessous de la valeur référence) illustre le besoin des procédures claires, de la formation et du suivi au cours des futures sessions EEQ [33]. L'estimation des densités parasitaires était révélée comme un problème lors des sessions d'EEQ en régions non-endémiques avec jusqu'à 39% des échecs [6,36].

6.1.3. Achat fiable de Giemsa et de tampon

La qualité du colorant de Giemsa était mauvaise, avec <20% de lames colorées par les participants qui avaient satisfait à tous les critères évalués. Seul un quart des participants s'approvisionnent en Giemsa auprès de fournisseurs fiables tels que les services des centrales d'achat et le PNLP ; tandis que le 1/3 se fient aux vendeurs privés et seulement la moitié d'entre eux ont utilisé de l'eau tamponnée pour préparer la solution de travail du colorant de Giemsa.

Ces observations peuvent être expliquées par la situation économique et logistique difficile en RDC. Les politiques d'achat et les évaluations des fournisseurs font partie de systèmes d'assurance qualité et sont essentielles en cas du Giemsa dont la qualité de la production est contrôlée ainsi que le contrôle du pH [4].

6.1.4. Formation du personnel

Nous avons enregistré seulement un tiers des participants qui avaient assisté à une formation formelle sur la microscopie du paludisme, la moitié d'entre eux étaient formés avant 2007. Bien que légèrement mieux aux niveaux central et intermédiaire, la situation de la formation était aussi préoccupante.

La formation est indispensable pour maintenir la compétence et la motivation des microscopistes [4] et le PNLP développe actuellement des programmes de formation [27].

Un tiers des laboratoires participants ont traité moins de 100 échantillons par mois. En outre, il y avait une association entre les scores corrects pour cette EEQ et le nombre d'échantillons traités par mois.

Bien que le nombre du personnel de laboratoire impliqué dans le diagnostic du paludisme n'ait pas été représenté, cela donne une évidence à une association entre la faible exposition au diagnostic et une performance moins bonne. Pour les microscopistes - à condition d'avoir été correctement formés- la lecture d'au moins 10 lames par mois est recommandée par l'OMS en vue de maintenir la compétence [4].

En outre, le taux de positivité des lames varie considérablement bien que jusqu'à présent, ce paramètre était utilisé uniquement comme indicateur indirect de la transmission du paludisme et non pour l'évaluation de la qualité du laboratoire [37,38]. La valeur du taux de positivité des lames comme un indicateur de l'assurance de la qualité peut être explorée. Par exemple, l'exactitude pour des taux de positivité des lames ≥ 80% pourrait être remise en question, même dans les cas des patients rigoureusement sélectionnés [39].

6.1.5. Limites et forces de la présente session

La présente EEQ, sans aucun doute, a connu des limites inhérentes aux méthodes d'EEQ : par exemple, les réponses aux échantillons et au questionnaire peuvent refléter les compétences et connaissances théorique plutôt que les performances au jour le jour [6].

Une deuxième limite a trait à la couverture de cette EEQ, notamment moins de 10% des hôpitaux et 1% des centres de santé du pays ont été inclus.

Enfin, les participants actuels représentent probablement les meilleurs laboratoires ; la participation était volontaire et dirigée en grande partie vers les laboratoires déjà impliqués dans le réseau EEQ du PNLT.

Difficultés logistiques : des limites connues lors des sessions d'EEQ dans les milieux à ressources limitées [40] étaient également connues lors de cette approche, les infrastructures de transport et de communication par Internet sont limitées en RDC, et le nombre réel de participants a été atteint seulement grâce au réseau du PNLT avec ses collaborateurs provinciaux.

Quant à leurs forces, il convient de noter que les sessions d'EEQ en particulier, lorsqu'on les considère dans un contexte d'enseignement et non d'inspection, offrent un stimulus didactique, augmente la confiance en soi et sont susceptibles de déclencher la mise en œuvre d'un système qualité, et la participation est une exigence pour l'accréditation selon la norme ISO 15189 (pour les laboratoires d'analyse de biologie médicale) [6,41].

Pour les autorités sanitaires et les programmes de lutte dans les contextes de ressources limitées, des sessions d'EEQ peuvent-être la première ou l'unique information sur la performance des laboratoires à travers le pays, la qualité des réactifs ou des tests diagnostiques et les pratiques de diagnostic [40,42,43,44].

Les résultats de la présente EEQ fourni une source d'informations : ce qui permet de suivre l'amélioration des performances du diagnostic grâce à des sessions futures d'EEQ. En outre, les sessions d'EEQ sont plus rentables que les vérifications croisées des lames [40].

Enfin, la collaboration effective entre le PNLP et le PLNT est conforme à la recommandation de l'OMS d'intégrer l'évaluation de la qualité microscopique du paludisme avec celle des autres maladies comme la tuberculose [45,46].

6.1.6. Place et rôle du test de diagnostic rapide du paludisme, intégration dans l'assurance qualité

Les présents résultats sont conformes aux observations sur la qualité insuffisante de la microscopie dans les contextes de terrain [47].

Les intrants nécessaires pour les actions correctives à tous les points de l'assurance de la qualité de la microscopie seront probablement très élevés ; donc on pourrait avoir tendance à favoriser le déploiement des tests de diagnostic rapides (TDRs) du paludisme à tous les niveaux de soins de santé.

En effet, malgré le fait que les TDRs ne donnent pas des informations sur la densité parasitaire et l'identification des espèces plasmodiales, leur précision du diagnostic sur terrain peut égaler ou dépasser celle de la microscopie [48,49] et il est évident qu'ils sont moins exigeants sur les plans de la formation, de l'équipement et de l'infrastructure. Le PNLP a déployé les TDRs en RDC depuis juin 2010. Comme pour la microscopie, les TDRs du paludisme doivent cependant être déployés dans un environnement de qualité assurée à tous les niveaux [10,50].

6.2. Discussion des résultats de la 2ème EEQ

Globalement, la qualité du diagnostic microscopique des gouttes épaisses, colorées au Giemsa, observée dans la présente EEQ était médiocre. Les erreurs majeures, par principe, étaient : ne pas reconnaître les gamétocytes de *P. falciparum* ; diagnostic de paludisme pour la lame qui ne contenait aucun parasite, et des erreurs quantitatives importantes dans les calculs de la densité parasitaire.

Les résultats relatifs aux échantillons et au questionnaire ont été globalement similaires à la première EEQ ; mais des différences ont été observées notamment pour :

6.2.1. Erreurs dans le diagnostic: résultats faux positifs et faux négatifs

La proportion des réponses "faux positifs" pour *Plasmodium* dans la présente EEQ (19%) était plus faible que précédemment ; mais plus élevée que 8 à 15% et 2% rapportés respectivement par deux EEQ réalisées dans les régions non endémiques du paludisme [35,38].

La proportion des "faux positifs" était beaucoup plus faibles que celle observée dans une étude sur la sensibilité et la spécificité des tests de diagnostic rapide du paludisme et de la microscopie menée en 2011 en RDC, où le taux de "faux positifs" pour la microscopie de routine était de 70,6% [51].

La différence pourrait être due à la mauvaise qualité du colorant de Giemsa et des réactifs utilisés dans les conditions de routine [33,40] ou à la possibilité que les meilleurs laboratoires sont plus susceptibles de participer à l'évaluation externe de la qualité.

6.2.2. Erreurs dans l'estimation des densités parasitaires

Dans les évaluations de l'OMS, c'est une densité parasitaire inclue dans la fourchette cible de 0,5 à 1,5 fois la valeur de référence qui est acceptable. Cette fourchette correspond approximativement à notre définition de "correcte".

Dans l'ensemble, 13,7% des laboratoires de notre évaluation n'ont commis aucune erreur dans leur calcul de la densité parasitaire contre 51% qui ont rapporté une valeur acceptable dans l'évaluation de l'OMS [52]. Dans la présente EEQ, la densité parasitaire a eu la tendance d'être sous-estimée. Une raison peut-être que la densité parasitaire "en nombre des parasites par microlitre" n'a été recommandée exclusivement dans le pays que depuis 2010 [15].

6.2.3. *Performances des laboratoires participants*

Contrairement à la précédente EEQ et à d'autres, nous n'avons trouvé aucune association entre la performance analytique et l'exposition régulière d'un laboratoire aux échantillons contenant des parasites. Dans les zones endémiques pour le paludisme, le personnel de laboratoire peut acquérir une expertise nécessaire, même si il n'examine que 40 lames par mois.

La différence de performance entre l'actuelle EEQ et la précédente en RDC pourrait être due à des différences entre les participants ou à une amélioration globale.

L'utilisation des tests de diagnostic rapide a presque doublé depuis 2010 : à l'époque ils n'étaient utilisés que par 24,7% des participants contre 44,3% actuellement. Cependant, il semble n'y avoir aucune stratégie claire sur leur place dans le diagnostic du paludisme :"quand utiliser les TDRs ?". La tendance élevée en RDC semble refléter celle observée à travers le continent africain [6].

6.3. Discussion générale

La lutte contre le paludisme dans des pays pauvres et endémiques, cas de la RDC, est complexe et son organisation constitue encore un grand défi pour les gouvernements.

En effet, plusieurs facteurs sont à la base, notamment, le manque de professionnels de santé qualifiés et de la formation continue, la complexité des signes cliniques de ces endémies (qui ne peuvent parfois pas être distinguées de ceux des maladies virales bénignes, voire mortelles ou des infections bactériennes, etc.), et le manque d'un diagnostic de qualité accessible et abordable.

La situation socio-économique et les multiples guerres de l'Est du pays amplifient encore cette situation en encourageant notamment la fuite des cerveaux et l'enclavement de certaines zones du pays par le manque d'infrastructures routières et de l'insécurité.

Cependant, un diagnostic biologique précis, fiable et conforme à l'état clinique du patient demeure la pierre angulaire de la lutte contre la maladie. Il a été estimé, pour le paludisme, qu'un diagnostic précis avait la potentialité d'éviter 400 millions de traitements inutiles et de sauver 100 mille vies chaque année [49].

Les programmes de contrôle de qualité par la vérification croisée des lames de sang, condition préalable pour la compétence en microscopie [6], n'existant pas encore en RDC, nous avons utilisé le système d'EEQ (également appelé "essais d'aptitude", "Proficiency testing" ou "External Quality Assessment") comme alternative dans le but de contribuer à l'amélioration du diagnostic microscopique des gouttes épaisses.

Ainsi l'INRB, laboratoire de référence du programme national de lutte contre le paludisme, a organisé successivement en 2010 et 2011 deux sessions d'EEQ des gouttes épaisses colorées au Giemsa.

Ces sessions d'EEQ étaient accompagnées chaque fois d'un questionnaire standard qui renseignait sur le niveau de la structure sanitaire dont le laboratoire était inclus dans l'étude, les aspects liés à l'approvisionnement en colorant de Giemsa, l'utilisation de l'eau tamponnée lors de la technique de coloration des gouttes épaisses, la charge de travail (en terme de nombre des gouttes épaisses réalisées par mois), l'utilisation et la disponibilité des tests de diagnostic rapides du paludisme, et la formation continue.

La distinction entre les erreurs mineure et majeure était basée sur l'effet potentiel que cette erreur pourrait avoir sur le diagnostic du patient et sa prise en charge clinique. Etaient considérées comme erreur mineure, une réponse à densité parasitaire avec une différence d'un "+" par rapport à la réponse de référence ou à valeur en dehors de la fourchette et n'excédant pas plus ou moins de 10 fois la valeur de référence, et comme erreur majeure, un diagnostic erroné du paludisme (faux négatif/ positif), ne pas mentionner la présence de *P. falciparum* (soit espèce non-*falciparum* au lieu de *P. falciparum*, soit non identification des espèces), et les densités parasitaires avec une différence de plus de deux "+" ou avec des valeurs quantitatives en dehors de la fourchette et plus ou moins de 10 fois que la valeur de référence et ne pas reconnaître les gamétocytes de *P. falciparum*.

6.3.1. Qualité du diagnostic microscopique en RDC

Dans l'ensemble, la qualité du diagnostic microscopique des gouttes épaisses, colorées au Giemsa, observée à l'issu de ces deux évaluations externes de la qualité était médiocre ; mais elle a été améliorée à la deuxième EEQ.

En effet, les évaluations externes de l'OMS au niveau des laboratoires nationaux avaient observé 51% des participants qui avaient correctement calculé les densités parasitaires alors que notre dernière EEQ en a observé 13,7% [52].

La densité parasitaire a eu la tendance d'être sous-estimée lors de nos deux EEQ ; la raison probable serait que le PNLP a recommandé d'exprimer la densité parasitaire en "nombre des parasites asexués par microlitre de sang" en 2010 et la majorité des laboratoires qui ont une charge très élevée de travail connaissent des difficultés pour mettre en œuvre cette recommandation compte tenu du temps pour faire le comptage et les calculs nécessaires.

Cependant la distribution de la procédure sur le comptage des parasites asexués, explique la réduction d'erreurs dans les calculs de la densité parasitaire lors de la dernière EEQ. Il faut également noter que les proportions des réponses "faux positifs" pour les lames négatives (33,3% et 19,0% respectivement pour les deux EEQ) quoique sensiblement réduites, sont demeurées plus élevées que celles observées (8 à 15% et 2%) dans deux EEQ réalisées dans les régions non endémiques du paludisme [6,36].

Bien que les laboratoires participant à nos EEQ soient localisés dans un pays endémique au paludisme où la quasi-totalité des gouttes épaisses colorées au Giemsa ne sont demandées et réalisées que dans le but de rechercher exclusivement les *Plasmodium*, ils ne pensaient sans doute pas à d'autres types des parasites sanguicoles. Ce qui expliquerait la non détection des "corps de Jolly Howell" par aucun des 174 laboratoires participants à la première session EEQ. D'autre part, les proportions des "faux positifs" étaient beaucoup plus faibles que celles observées dans une étude sur la sensibilité et la spécificité des tests de diagnostic rapide du paludisme et de la microscopie menée en 2011 en République Démocratique du Congo, où le taux de "faux positifs" pour la microscopie de routine était de 70,6% [51].

6.3.2. Facteurs à impacts sur la performance

6.3.2.1. Formation

Depuis les années 2000, d'intenses activités ont été réalisées par le PNLP suivant les stratégies de lutte conçues et mises en œuvre en RDC [27]. L'une des stratégies était d' "assurer un diagnostic précoce et un traitement rapide du paludisme". Plusieurs sessions de formation ont été réalisées sur le diagnostic biologique du paludisme à l'intention des prestataires des laboratoires.

Ces formations n'ont pas eu un impact significatif dans l'amélioration des compétences et performances des laboratoires, notamment, à cause :

- du niveau d'organisation de ces activités : en effet, les bénéficiaires de ces formations ont été très souvent des niveaux national et provincial. Ce qui explique le manque de formation préoccupant relevé à travers les réponses aux questionnaires de toutes les deux EEQ. La qualité de la formation, si elle a été restituée au niveau périphérique, se dégraderait au fur et à mesure.

- l'instabilité des prestataires : les rémunérations des agents de santé, des structures étatiques ou privées, sont demeurées insuffisantes depuis plusieurs décennies. Ainsi, chaque prestataire recherche continuellement un emploi le mieux rémunéré.

- les formations, dans la plus part de cas, sont demeurées plus théoriques que pratiques. Les meilleures formations pratiques sont rarement organisées à l'INRB qui possède du matériel didactique tel que les microscopes.

- les procédures opérationnelles ne sont pas encore standardisées au sein des laboratoires. Un processus de standardisation des méthodes et des procédures a été initié depuis l'an 2012 ; mais il ne couvre que le ¼ de zones de santé de tout le pays.

- le manque des supervisions est enfin l'une des principales faiblesses du diagnostic biologique du paludisme en particulier. En effet, des visites de supervision (formative) constituent un outil efficace pour encourager des prestataires (insuffisamment motivés et dont les conditions de travail sont demeurés précaires pendant plusieurs années) à améliorer leurs compétences.

Toutes fois, depuis 2011, le PNLP a mis à jour des fiches techniques sur le diagnostic biologique du paludisme. Une unième série des formations a commencé au niveau provincial et, à ce jour, la formation a été réalisée pour une centaine de structures de santé dans quatre provinces.

Les performances analytiques des laboratoires participants à toutes nos deux EEQ se sont avérées ne pas être liées à la formation.

6.3.2.2. Charge de travail

Nous n'avons trouvé aucune association entre la performance technique et l'exposition régulière d'un laboratoire aux échantillons contenant des parasites sanguicoles. Les participants avec volume élevé de travail n'ont pas été plus performants que ceux qui avaient des nombres faibles des gouttes épaisses exécutées par mois.

Dans les zones endémiques pour le paludisme par exemple, le personnel de laboratoire peut acquérir une expertise nécessaire, même si il n'examine que 40 lames par mois. La différence de performance entre les deux évaluations externes de la qualité pourrait être due à des différences entre les participants ou à une amélioration globale.

6.3.2.3. Utilisation des tests de diagnostic rapides du paludisme

L'utilisation des TDRs a presque doublé depuis 2010, à l'époque ils n'ont été utilisés que par 24,7% des participants contre 44,3% en 2011. Cependant, il semble n'y avoir aucune stratégie claire sur leur place dans le diagnostic du paludisme (par exemple "quand utiliser les tests de diagnostic rapides"). La tendance élevée en RDC semble refléter celle observée à travers le continent africain [53].

6.3.2.4. Limites rencontrées lors de ces deux EEQ

Les présentes EEQ ont connues plusieurs limites, notamment :

- La **compétence des laboratoires participants a peut-être été surestimée** et pourrait ne pas refléter celle de l'ensemble du personnel des laboratoires impliqués parce que les membres du personnel les plus expérimentés peuvent avoir lu les lames EEQ [6]. En plus, les lames EEQ ont été colorées avant leur distribution auprès des participants et la qualité de coloration des gouttes épaisses est connue pour être peu satisfaisante dans les laboratoires d'analyses de routine.
- Le **manque d'infrastructures**, routières en particulier, et l'insécurité qui perdure à l'Est du pays constituent une importante limite. En effet, dans certaines provinces telle

que celles du Kivu, la distribution des échantillons EEQ et la collecte des réponses s'étaient limitées dans des zones sécurisées et accessibles facilement.

6.3.2.5. Forces des deux EEQ

Par ailleurs les forces des présentes EEQ ont été, notamment :

- La **collaboration synergique** entre l'INRB (laboratoire national de référence pour le paludisme), le PNLP, le PNLT et les divisions provinciales de santé a été une grande réussite de ces EEQ [45]. Ainsi, l'EEQ pourrait, désormais, être organisée sans la nécessité de nouvelles structures.

En plus, cette collaboration avec les réseaux et programmes existants a sensiblement réduit les budgets alloués à ces 2 EEQ.

Enfin, il sera probablement plus facile d'évaluer les compétences et les performances analytiques des laboratoires par l'évaluation externe de la qualité que par le système de contrôle de qualité préconisé par l'OMS [54].

- Le **délai de réception des réponses** n'était pas beaucoup plus long que celui rapporté par l'OMS pour l'évaluation de la qualité des laboratoires nationaux de santé publique dans certaines régions de l'Afrique [52]. En effet, les difficultés logistiques de l'organisation de ces EEQ dans des zones difficilement accessibles du pays, ont été surmontées par la disponibilité et le dévouement des collaborateurs provinciaux.

- Les EEQ sont généralement conçues comme des **programmes didactiques** ; elles incluent chaque fois un rapport (feed-back) qui explique le contexte et présente à chaque participant ses propres réponses et les réponses de référence attendues. Lors de la deuxième EEQ, le rapport de la première EEQ et une procédure (sur le comptage des parasites) ont été distribués ; ce qui a contribué à encourager la participation.

- La **participation régulière aux EEQ** permet **l'amélioration des performances analytiques des laboratoires**. Nos résultats ont montré que les performances étaient améliorées pour les laboratoires qui avaient participé aussi à la première EEQ.

En effet, ils ont présenté moins de réponses "faux positifs" que dans la première évaluation et, le nombre d'erreurs majeures quantitatives dans le calcul de la densité parasitaire était inférieur à celui précédemment observé. Ces observations confirment les conclusions d'une évaluation au Royaume Uni [6].

La distribution des fiches techniques lors de la deuxième EEQ peut expliquer pourquoi il y avait moins d'erreurs dans les calculs de la densité parasitaire que dans la première EEQ.

CONCLUSION

Les deux EEQ réalisées en 2010 et 2011 ont révélé une qualité peu satisfaisante du diagnostic microscopique du paludisme.

Les réponses "faux positifs" pour des lames négatives et la non reconnaissance des gamétocytes de *Plasmodium falciparum* dans un pays où le paludisme est endémique, sont préoccupantes.

La participation à la première EEQ s'est avérée nécessaire pour améliorer la performance des laboratoires à l'issue de la deuxième EEQ ; toutes fois, cette performance devra être confirmée par des visites de supervisions-formatives.

Bien que l'organisation des EEQ et de la formation soit difficile en RDC (grand pays à ressources limitées), elles sont possibles lorsqu'elles sont réalisées en collaboration avec les réseaux existants du gouvernement et des programmes nationaux verticaux.

Par ailleurs, une EEQ peut offrir des opportunités pour les activités éducatives telles que la distribution de fiches techniques. L'implication des principaux acteurs du laboratoire peut augmenter la prise de conscience de l'importance de ces évaluations, s'assurer qu'elles sont durables et susceptibles de créer les possibilités de financement continu.

Des études futures sur les EEQ concernant d'autres parasitoses nécessitant un diagnostic microscopique (telle que la trypanosomiase humaine africaine) seraient nécessaires pour évaluer les compétences et capacités des laboratoires cliniques de la RDC à identifier les parasites sur une GE. L'utilisation des TDRs pour le paludisme ayant connu un progrès significatif, les EEQ y relatives seraient de plus en plus nécessaires pour évaluer par exemple les performances des utilisateurs finaux de ces tests sur la lecture et l'interprétation des résultats.

RECOMMANDATIONS

Au regard des résultats obtenus à l'issue de notre expérience et des discussions abordées, nous recommandons aux autorités sanitaires de la RDC, aux partenaires du ministère de la santé, aux prestataires et aux responsables des laboratoires :

1) Approvisionnement adéquat en réactifs

Un approvisionnement en réactifs de première nécessité (exemple du colorant de Giemsa) assuré par l'autorité sanitaire permettra aux laboratoires d'utiliser des réactifs de bonne la qualité pour des résultats précis et fiables. Le PNLT par exemple a distribué à tous les laboratoires de son réseau les colorants pour l'examen de Ziehl pendant plusieurs années ; ce qui lui a permis de maintenir les performances techniques de ses laboratoires et par conséquent de mener une lutte efficace contre la tuberculose.

2) Formation

En plus d'une qualification du personnel à travers une formation de base de qualité, le diagnostic microscopique du paludisme et de la THA nécessite un recyclage périodique (au minimum une fois par an).

Cette formation permettra de maintenir le niveau de l'expertise requise pour un microscopiste et aussi une uniformisation des procédures opérationnelles à tous les niveaux du système de santé.

Par exemple, le niveau provincial devra également avoir des formateurs pour assurer une formation-recyclage aux prestataires des structures du niveau périphérique dans les conditions adéquates.

Il faudra, en plus, planifier des supervisions périodiques des laboratoires ; le niveau national vers la province et le niveau provincial vers la périphérie.

3) Intégration de l'assurance qualité dans les laboratoires

Des sensibilisations et formations en cascade sur l'assurance qualité permettra de maintenir et d'améliorer continuellement les performances techniques des laboratoires congolais.

Ainsi, les prestataires feront participer leurs laboratoires à des sessions EEQ conformément aux exigences de la norme ISO/CEI 15189. Notamment, traiter les échantillons EEQ de façon routinière.

Par conséquent, les futures EEQ seront exemptes de surévaluation éventuelle des compétences techniques supposées lors de notre expérience.

4) Intégration des activités des programmes verticaux du ministère de la santé

Notre expérience a prouvé qu'une synergie est possible entre les différents acteurs des programmes verticaux du ministère de la santé tel que le PNLP, PNLT et PNLTHA dans l'organisation des activités comme l'EEQ ou la supervision.

5) Organisation régulière des sessions EEQ étendues à d'autres pathologies

Un laboratoire qui a intégré l'assurance qualité du prélèvement au rendu des résultats est appelé à participer aux sessions EEQ au moins deux fois par an afin de mesurer ses performances avec le laboratoire de référence ; mais aussi avec d'autres laboratoires du réseau.

Notre expérience a démontré qu'au-delà du paludisme, le diagnostic microscopique des autres parasitoses poserait problème ; tous les laboratoires participants à la première session EEQ étaient incapables de reconnaître les corps de Jolly Howell. Des futures EEQ devraient concerner d'autres parasitoses (trypanosomiase humaine africaine, filarioses, etc.) dont les agents pathogènes peuvent être mis à évidence par la microscopie.

L'EEQ est réputée également pour son aspect pédagogique grâce au feedback renvoyé après chaque session aux participants.

Une implication de l'autorité sanitaire brisera les résistances observées auprès de certains laboratoires qui avaient exprimé un refus de participation aux présentes EEQ.

6) Amélioration des infrastructures de la RDC

La RDC est un pays aux dimensions continentales et l'amélioration des voies de communication telles que les routes, les chemins de fer, la télécommunication et l'internet permettra un accès rapide aux structures de santé du niveau périphérique notamment et des échanges entre prestataires pour une standardisation souhaitée des procédures opérationnelles.

REFERENCES BIBLIOGRAPHIQUES

1. Hay SI, Okiro EA, Gething PW, Patil AP, Tatem AJ, Guerra CA et al. Estimating the global clinical burden of Plasmodium falciparum malaria in 2007. *PLoS Med* 2010; 7:e1000290.
2. World Health Organization, *World malaria report:* 2014. Geneva: World Health Organization; 2015.
   http://www.who.int/malaria/publications/world_malaria_report_2014/en/
3. Abba K, Deeks JJ, Olliaro P, Naing CM, Jackson SM, Takwoingi Y et al. Rapid diagnostic tests for diagnosing uncomplicated *P. falciparum* malaria in endemic countries. *Cochrane Database Syst Rev* 2011; (7):CD008122. PMID:21735422
4. World Health Organization: Malaria Microscopy Quality Assurance Manual, version1. 2009
   [http://www.searo.who.int/LinkFiles/Malaria_MalariaMicroscopyManual.pdf]
5. malERA Consultative Group on Diagnoses and Diagnostics. A research agenda for malaria eradication: diagnoses and diagnostics. *PLoS Med* 2011; 8:e1000396.
6. Kettelhut MM, Chiodini PL, Edwards H, Moody A: External quality assessment schemes raise standards: evidence from the UKNEQAS parasitology subschemes. *J ClinPathol* 2003, 56:927-932.
7. Mulumba M, Muyembe JJ: Diagnostic de l'infection palustre à Kinshasa, contrôle de qualité inter et intra laboratoires. *Congo Médical* 1999, 11:759-770.
8. Mukadi P, Gillet P, Lukuka A, Atua B, Kahodi S, Lokombe J et al. External quality assessment of malaria microscopy in the Democratic Republic of the Congo. *Malar J* 2011;10:308. doi: http://dx.doi.org/10.1186/1475-2875-10-308 PMID:22008378
9. Mukadi P. et al. External quality assessment of Giemsa-stained blood film microscopy for the diagnosis of malaria and sleeping sickness in the Democratic Republic of the Congo, *Bull World Health Organ* 2013, 91:441–448 http://dx.doi.org/10.2471/BLT.12.112706
10. World Health Organization: How to use a Rapid Diagnostic Test (RDT): A guide for training at a village and clinic level 2008.
    http://www.wpro.who.int/sites/rdt/using_rdts/training/rdt_training_falciparum.htm
11. Programme National de Lutte contre le Paludisme. Rapport annuel des activités de lutte contre le Paludisme 2013. 2014 [http://www.cpc.unc.edu/measure/countries/democratic-republic-of-congo/2013-annual-report]
12. Huitième Direction, Ministère de la Santé- RDC, Rapport d'évaluation des laboratoires en RDC, Kinshasa, 2011.

13. International Organization for Standardization, International Standard ISO 15189: 2012 (E), Geneva 2012.
14. Pierre Aubry: Actualités sur le paludisme, 2009.
15. Programme National de Lutte contre le Paludisme : Manuel de formation sur le diagnostic de laboratoire du paludisme. 2010.
16. Programme National de Lutte contre le Paludisme : Guide technique de prévention et de prise en charge du paludisme, Centre de santé, 2012.
17. Huitième Direction, Ministère de la Santé- RDC, Guide de bonne exécution d'analyses médicales (GBEA), Kinshasa, 2011.
18. World Health Organization: Basic Malaria Microscopy - Part II. Tutor's Guide., 2 2010. http://www.searo.who.int/LinkFiles/Malaria_malaria_microscopy_Tutors_guide2010.pdf
19. World Health Organization: Basic Malaria Microscopy - Part I. Learner's Guide, 2 2010. http://www.searo.who.int/linkfiles/Malaria_malaria_microscopy_Learners_guide2010.pdf
20. International Organization for Standardization, ISO 9000 : 2005 (E), Quality management systems- Fundamentals and vocabulary, Geneva 2005.
21. International Organization for Standardization, Guide 43-1 & 2: Proficiency testing by inter-laboratory comparisons, Geneva 1997.
22. Molez J.F, *Plasmodium* falciparum : Taxonomie et génétique, aperçu des questions actuelles. *Bull. liais. doc.* 1993 ; OCEAC Vol.26 W2
23. Van den Eede Peter, IndraVythilingam, Thang Ngo Duc, Hong Nguyen Van, Le Xuan Hung, Umberto D'Alessandro, Annette Erhart, *Plasmodium knowlesi* malaria in Vietnam: some clarifications, *Malar J* 2010, 9:20
24. Mandiangu N, Abrégé d'Entomologie médicale, Kinshasa, 1976, PUZ, P 48 -70
25. Rodain F et Perezc, Précis d'entomologie médicale et vétérinaire, notion d'épidémiologie des maladies à vecteurs, Maloine S.A Editeurs, 1985, P 29, 78 – 79.
26. CDC Atlanta, cycle vital des *Plasmodium,* http://upload.wikimedia.org/wikipedia/commons/4/47/Malaria_LifeCycle(French_version). GIF)
27. Programme National de Lutte contre le Paludisme, Plan stratégique 2013-2015, 2013.
28. Mukadi P, Gillet P, Lukuka A, Mbatshi J, Otshudiema J, Muyembe JJ, *et al*. External quality assessment of reading and interpretation of malaria rapid diagnostic tests among 1849 end-users in the Democratic Republic of the Congo through Short Message Service (SMS). *PLoS One*. 2013;8:e71442.

29. Maltha J, Gillet P, Heutmekers M, Bottieau E, Van GA, Jacobs J. Self-diagnosis of malaria by travelers and expatriates: assessment of malaria rapid diagnostic tests available on the internet. PLoS One. 2013;8:e53102.
30. International Organization for Standardization, ISO 15189 : 2012 (E), Medical laboratories — Requirements for quality and competence, Geneva 2012.
31. Cnops L, Jacobs J, Van Esbroeck M: Validation of a four-primer real-time PCR as a diagnostic tool for single and mixed Plasmodium infections. *Clin Microbiol Infect* 2010.
32. Cnops L, Van Esbroeck M, Bottieau E, Jacobs J: Giemsa-stained thick blood films as a source of DNA for Plasmodium species-specific real-time PCR. *Malar J* 2010, 9:370.
33. Trudel L, Turcotte P: Rapport d'activités 2007-2008 du laboratoire de Santé Publique du Québec: External quality control blood parasitology, 2008. http://www.inspq.qc.ca/pdf/publications/790_rapport_activites_lspq.pdf
34. Dini L, Frean J: Quality assessment of malaria laboratory diagnosis in South Africa. *Trans R Soc Trop Med Hyg* 2003, 97:675-677.
35. Milne LM, Kyi MS, Chiodini PL, Warhurst DC: Accuracy of routine laboratory diagnosis of malaria in the United Kingdom. *J ClinPathol* 1994, 47:740-742.
36. Thomson S, Lohmann RC, Crawford L, Dubash R, Richardson H. External quality assessment in the examination of blood films for malarial parasites within Ontario, Canada. *Arch Pathol Lab Med* 2000; 124:57-60. PMID: 10629133
37. Jensen TP, Bukirwa H, Njama-Meya D, Francis D, Kamya MR, Rosenthal PJ, Dorsey G: Use of the slide positivity rate to estimate changes in malaria incidence in a cohort of Ugandan children. *Malar J* 2009, 8:213.
38. Reyburn H, Mbatia R, Drakeley C, Carneiro I, Mwakasungula E, Mwerinde O, Saganda K, Shao J, Kitua A, Olomi R, Greenwood BM, Whitty CJ: Overdiagnosis of malaria in patients with severe febrile illness in Tanzania: a prospective study. *BMJ* 2004, 329:1212.
39. Petti CA, Polage CR, Quinn TC, Ronald AR, Sande MA: Laboratory medicine in Africa: a barrier to effective health care. *Clin Infect Dis* 2006, 42:377-382.
40. Libeer J, Richerdson H, Bullock D, Heuck C, Tholen D, Martin R, Carter J, Boone E, Noble M: Addressing issues associated with the development and management of PT programs and with their optimum use. *Accred Qual Assur* 2002, 7:320-334.
41. Tholen D: Improvements in performance in medical diagnostics tests documented by inter laboratory comparison programs. *Accred Qual Assur* 2002, 7:146-152.
42. Gillet P, Mukadi P, Vernelen K, Van Esbroeck M, Muyembe JJ, Bruggeman C, Jacobs J: External quality assessment on the use of malaria rapid diagnostic tests in a non-endemic setting. *Malar J* 2010, 9:359.

43. Snell JJ: United Kingdom National External Quality Assessment Scheme for Microbiology. *Eur J Clin Microbiol* 1985, 4:464-467.
44. Snell JJ, Supran EM, Tamashiro H: WHO international quality assessment scheme for HIV antibody testing: results from the second distribution of sera. *Bull World Health Organ* 1992, 70:605-613.
45. Sarkinfada F, Aliyu Y, Chavasse C, Bates I. Impact of introducing integrated quality assessment for tuberculosis and malaria microscopy in Kano, *Nigeria. J Infect DevCtries* 2009;3: 20-7.
46. World Health Organization: Malaria light microscopy. Creating a culture of quality 2005. http://www.wpro.who.int/internet/resources.ashx/MVP/malaria_light_microscopy.pdf
47. Alonso PL, Barnwell JW, Bell D, Hanson K, Mendis K, Moonen B, Newman RD, de Savigny D, Schapira A, Slutsker L, Tanner M, Teuscher T: A research agenda for malaria eradication: diagnoses and diagnostics. *PLoS Med* 2011, 8:e1000396.
48. Batwala V, Magnussen P, Nuwaha F: Are rapid diagnostic tests more accurate in diagnosis of *Plasmodium falciparum* malaria compared to microscopy at rural health centres? *Malar J* 2010, 9:349.
49. de Oliveira AM, Skarbinski J, Ouma PO, Kariuki S, Barnwell JW, Otieno K,Onyona P, Causer LM, Laserson KF, Akhwale WS, Slutsker L, Hamel M:Performance of malaria rapid diagnostic tests as part of routine malaria case management in Kenya. *Am J Trop Med Hyg* 2009, 80:470–474.
50. World Health Organization: Lot-testing: Using quality control parasite dilutions to test the sensitivity of malaria RDTs 2010.
http://www.wpro.who.int/sites/rdt/using_rdts/qa/lot_testing.htm
51. Muhindo HM, Ilombe G, Meya R, Mitashi PM, Kutekemeni A, Gasigwa D *et al*. Accuracy of malaria rapid diagnosis test Optimal-IT(®) in Kinshasa, the Democratic Republic of Congo. *Malar J* 2012; 11:224.
52. Frean J, Perovic O, Fensham V, McCarthy K, von Gottberg A, de Gouveia L *et al*. External quality assessment of national public health laboratories in Africa, 2002–2009. *Bull World Health Organ* 2012; 90:191-9A.
53. World Health Organization: Good practices for selecting and procuring rapid diagnostic tests for malaria 2011.
http://whqlibdoc.who.int/publications/2011/9789241501125_eng.pdf
54. Klarkowski DB, Orozco JD. Microscopy quality control in Médecins Sans Frontières programs in resource-limited settings. *PLoS Med* 2010; 7:e1000206.

TABLE DES MATIERES

	Page
DEDICACE	2
REMERCIEMENTS...	4
LISTE DES ABREVIATIONS	5
LISTE DES TABLEAUX	6
LISTE DES FIGURES	7
RESUME DU MEMOIRE..	8
INTRODUCTION..	9
1) CONTEXTE	9
2) PROBLEMATIQUE	11
3) HYPOTHESE	12
4) OBJECTIFS	12
5) CHOIX ET INTÉRÊT DU SUJET...	13
6) DELIMITATION SPATIO-TEMPORELLE DU SUJET.........	13
7) METHODOLOGIE..	13
8) DIVISION DU TRAVAIL...	14
Chapitre 1er : DEFINITIONS DES PRINCIPAUX CONCEPTS...................	15
Chapitre 2 : GENERALITES SUR LE PALUDISME...............................	18
2.1. Paludisme...	18
2.2. *Plasmodium*...	18
2.3. Anophèles..	19
2.4. Cycle biologique du *Plasmodium*	20
2.5. Stratégie de lutte antipaludique	22
2.6. Diagnostic biologique du paludisme..................................	23
Chapitre 3 : ASSURANCE QUALITE DU DIAGNOSTIC BIOLOGIQUE DES	
MALADIES EN RDC	33
3.1 Assurance qualité dans un laboratoire clinique	33
3.2 Evaluation externe de la qualité d'un diagnostic biologique..........................	34
Chapitre 4 : MATERIEL ET METHODES..	36

4.1. Matériel et méthode pour la première session…………………………………	36
4.2. Matériel et méthode pour la deuxième session……………………………	39
Chapitre 5 : RESULTATS ……………………………………………...............	42
5.1. Résultats pour la première EEQ ……………………………………………..	42
5.2. Résultats pour la deuxième EEQ ……………………………………………	51
Chapitre 6 : DISCUSSIONS ………………………………...............................	*59*
6.1. Discussion des résultats de la 1ère EEQ……………………………………	59
6.2. Discussion des résultats de la 2ème EEQ……………………....................	*63*
6.3. Discussion générale ………………………………..................................	*64*
CONCLUSION ……………………………..……………………………………	71
RECOMMANDATIONS ………………………………………………………..	72
REFERENCES BILIOGRAPHIQUES…………………………………………...	74
TABLE DES MATIERES……………………………………………...............	78
ANNEXES ………………………………………………………………………..	80

ANNEXES

ANNEXE 1: Document d'information sur la session EEQ de 2010

	Comité de Pilotage Assurance Qualité	N° *Pro 01*
		Page : 1/3
	Titre: **Envoi d'une Evaluation Externe de la Qualité, Diagnostic microscopique du Paludisme.**	
	Ecrit par : Pierre MUKADI	Date de création: 13/08/2010
	Revue par : A.Lukuka & P.Gillet	Date de révision : 06/09/2010

Aux Responsables des laboratoires d'analyses de Biologie Médicale,

Comme étude de l'évaluation externe de la qualité (EEQ) du diagnostic microscopique du paludisme, élargie pour la première fois aux provinces de la RDCongo, nous proposons les 4 échantillons suivants. Ces lames (Goutte épaisse et frottis minces) ont été préparées à partir du sang prélevé sur EDTA, étalé au jour 1 et coloré au jour 2 du prélèvement.

1) EEQ du diagnostic microscopique du paludisme 2010001P : Fille de 9 ans admise au Centre de Santé Libikisi le 19 juillet 2010 pour une fièvre persistante depuis 10 jours, faiblesse généralisée et pâleur. Un traitement à la quinine intraveineuse a été entamé la veille. Le clinicien demande une goutte épaisse (GE) à cet effet.
2) EEQ du diagnostic microscopique du paludisme 2010002P : Femme de 54 ans reçue au dispensaire de l'INRB le 22 juillet 2010 pour des céphalées accompagnées de fièvre depuis 3 jours. L'infirmier responsable du service demande une GE.
3) EEQ du diagnostic microscopique du paludisme 2010003P : Homme de 57 ans reçu le 26 juillet 2010 à l'INRB pour examens de contrôle. La GE est parmi les analyses demandées. Aucune donnée enregistrée sur le plan clinique.
4) EEQ du diagnostic microscopique du paludisme 2010004P : Femme de 39 ans reçue au laboratoire pour des examens de contrôle dont une GE et un test rapide du paludisme.
5) Frottis mince fixé au méthanol : Homme de 36 ans reçu à l'INRB pour examens de contrôle, un frottis mince est étalé et fixé pour la recherche des parasites du paludisme. Ce frottis devra être coloré suivant la méthode utilisée dans votre laboratoire pour la recherche des parasites du paludisme.

Ces lames ont été conservées à la température ambiante (26 à 30°C). Il est préférable de colorer le frottis mince fixé au méthanol (voir lame 2010005P) dès réception, de conserver les lames à examiner à la température de votre laboratoire et de les examiner pendant la semaine.

Les résultats des 4 lames (2010001P, 2010002P, 2010003P et 2010004P), le frottis mince (voir lame 2010005P) et une GE confectionnée et colorée par votre laboratoire sont à retourner à l'INRB dans les 10 jours après réception de notre enveloppe.

N.B. : Utilisez les mêmes porte lame et enveloppe pour renvoyer les lames et vos résultats s'il vous plait ! Vous nous renvoyez uniquement le frottis 2010005P coloré et une de vos GE.

Vous recevez **une enveloppe** :

Cette enveloppe contient 5 lames : 4 lames colorées au Giemsa selon les recommandations du PNLP à analyser dont les résultats à interpréter par votre laboratoire et la cinquième lame est un frottis fixé au méthanol que votre laboratoire doit colorer selon votre méthode d'usage.

Nous joignons aussi un **QUESTIONNAIRE**.

Le but de ce questionnaire est d'avoir une compréhension de l'utilisation et de l'interprétation du diagnostic microscopique du paludisme en RDCongo. Ce questionnaire permettra de donner des conseils pour les indications et les interprétations de ces analyses. Il serait joint aux échantillons envoyés dans le cadre de l'EEQ et analysé anonymement dans le rapport.

Nous vous remercions d'avance pour votre collaboration.

ANNEXE 2: <u>**Formulaire et Questionnaire relative à l'EEQ de 2010**</u>

Questionnaire d'enquête sur la réalisation du diagnostic microscopique du paludisme

Date de réception : ………………………………

Code du laboratoire : ……………………………..........

1. Combien de Gouttes épaisse (GE) avez-vous examinées le mois d'août 2010 ?
2. Combien de GE étaient positives?
3. Avez-vous été formé/recyclé sur le diagnostic microscopique du Paludisme ? Oui/ Non
4. Si oui, la (le) dernière formation/recyclage remonte à quand ?
5. Utilisez-vous les tests rapides pour le diagnostic de Paludisme ? Oui/ Non
6. Si oui, marque du test rapide utilisé
7. Si oui, depuis combien de temps ?
8. Ci –dessous complétez, s'il vous plaît, vos résultats obtenus sur les 4 lames qui accompagnent ce formulaire :

N° Echantillon	Résultats				Commentaires
	Positive/Négative	Nombre des Croix	Densité parasitaire (tropho/ µl)	Espèce de Plasmodium	
2010001P					
2010002P					
2010003P					
2010004P					

9. Etes-vous satisfait de la qualité des préparations reçues ? Oui/ Non

Informations complémentaires sur le réactif utilisé

10. Quel type de colorant utilisez-vous pour la coloration :
    1) des GE pour la recherche du paludisme? ………………………………………….
        - Quelle est la marque de votre colorant ? ……………………………………

2) des frottis minces pour le diagnostic du paludisme ?..................................
   • Quelle est la marque de votre colorant ? ....

11. Sous quelle forme se présente votre colorant pour GE à l'achat ?
    Poudre ☐   Solution mère ☐   Solution de travail ☐

    Autre à préciser ....

12. Quelle est la source d'approvisionnement de vos colorants pour la malaria ?
    Programme national ☐   ONG ☐   Fond mondial ☐

    Centrale d'achat ☐   Distributeur local ☐   Fournisseur ambulant A☐re   ☐

    • Nom du fournisseur : ....
    • Adresse de contact de votre fournisseur ....
      ....
      ....

13. Quel type de liquide utilisez-vous pour diluer le colorant des gouttes épaisses et comment le préparez-vous ? ....
    ....
    ....

Commentaires :
....
....

Veuillez retourner vos résultats avant le 02 novembre 2010

Nos coordonnées	Fait à ...., le ....
INRB, Avenue de la Démocratie C/ Gombe B.P. : 1197 Kinshasa I e-mail : kepha4@hotmail.com	Nom: .... Signature: .... Adresse: ....

N.B. : Veuillez s'il vous plaît renvoyer à l'INRB le frottis mince fixé (que vous avez coloré pour la recherche du paludisme) et une de vos GE colorée le jour même du renvoi.

ANNEXE 3: **Document d'information sur la session EEQ de 2011**

	Comité de Pilotage Assurance Qualité	N° *Pro 01*
		Page : 1/3
[logo INRB]	**Titre: Envoi de la 19ème Evaluation Externe de la Qualité, Diagnostic biologique du Paludisme.**	
	Ecrit par : Pierre MUKADI	Date de création: 13/08/2010
	Revue par : Ph. Gillet & Dr. Lukuka	Date de révision : 24/06/2011

Instructions (EEQ_19)

Quatre échantillons sont envoyés pour la recherche des parasites sanguins chez l'homme :

1) Echantillon 201101P : Patient de 14 ans avec fièvre, douleurs abdominales, asthénie et diarrhée.
2) Echantillon 201102P : Patiente de 39 ans reçu pour des analyses de contrôle.
3) Echantillon 201103P : Echantillon reçu à l'INRB pour des raisons de recherche scientifique.
4) Echantillon 201104P : Patient de 44 ans avec faiblesse généralisée, asthénie, et céphalées depuis 7 jours.

Tous les frottis (gouttes épaisses et frottis minces sur une même lame) ont été colorés au Giemsa "MERCK, Darmstadt- Germany" dilué à 3% au pH 7,2 pendant 30 minutes. Les frottis minces ont été fixés au préalable avec du méthanol "Panreac, Barcelona- Espagne " pendant quelques secondes.

Les frottis colorés ont été recouverts par des lamelles avec de l'entellan (colle appropriée) pour une bonne conservation. Ceci ne change rien pour l'examen microscopique avec l'objectif 100X ; il suffit de déposer une petite goutte d'huile à immersion sur le frottis (ne décollez pas la lamelle s'il vous plaît !)

Recommandations

1) Rapportez vos réponses pour chaque échantillon sur le formulaire en annexe.
2) Si vous détectez une infection palustre, veuillez indiquer l'espèce du Plasmodium, le stade de développement, la densité parasitaire par µl de sang (uniquement pour *P. falciparum* !) ; **le système des croix n'est plus recommandé par le Programme National de Lutte contre le Paludisme (PNLP) !**
3) Pour déterminer la densité parasitaire, utilisez la procédure *en annexe*.
4) En cas d'autres formes inhabituelles des parasites sur le(s) frottis, veuillez apporter vos commentaires dans la case appropriée (*voir formulaire des réponses*).
5) Si vous ne détectez aucun parasite, veuillez répondre : **"Aucun parasite vu"**.

6) Veuillez nous renvoyer 2 de vos gouttes épaisses lues positives au sein de votre laboratoire :
   - Ces 2 GE doivent être positives !
   - Utilisez le même porte lame que nous vous avons envoyé pour nous retourner vos 2 GE.
   - Les 4 lames EEQ que vous avez reçues ne sont pas à retourner à l'INRB. Elles peuvent devenir un matériel didactique pour votre laboratoire. Vous pourrez les relire aussi après la réception du rapport de cette EEQ (Auto-évaluation). Vous pourrez aussi les utiliser comme lames de référence pour vos contrôles de qualité interne.
7) Veuillez remplir le questionnaire en annexe en nous rapportant exactement la réalité de votre laboratoire au quotidien.
   Nous vous remercions pour votre collaboration !

ANNEXE 4: Formulaire de l'EEQ de 2011

Formulaire de réponses à l'EEQ_19

Code de votre laboratoire	
Date de réception des échantillons	......./................./.........
Date de renvoi des résultats	......./................./.........

Ci –dessous complétez, SVP, vos résultats obtenus sur les 4 lames qui accompagnent ce formulaire :

N° Echantillon	Résultats				Commentaires
	Positive/Aucun parasite vu	Densité parasitaire (tropho/ µl)	Espèce de *Plasmodium*	Stade de développement du *Plasmodium*	
201101P					
201102P					
201103P					
201104P					

Si autre(s) parasite(s), commentaires :..
....

Etes-vous satisfait de la qualité des préparations reçues ?   Oui/ Non

ANNEXE 5 : Questionnaire de l'EEQ de 2011

Questionnaire d'enquête sur la réalisation du diagnostic biologique du paludisme

Code du laboratoire : ……………………..

14. Pour le diagnostic du paludisme, vous utilisez :
 - La goutte épaisse   Oui / Non
 - Les tests de diagnostic rapide (TDRs)   Oui / Non

Si vous utilisez la GOUTTE EPAISSE :

15. Combien de Gouttes épaisses (GE) avez-vous examinées au mois de juin 2011? _____
16. Combien de GE étaient positives au mois de juin 2011?? _____
17. Combien des techniciens lisent les GE dans votre laboratoire ? _____
18. Avez-vous participé à une formation (recyclage) sur le diagnostic **MICROSCOPIQUE** du paludisme ?   Oui / Non
 - Si oui, la (le) dernière formation (recyclage) remonte à quand ? _____

Si vous utilisez les TESTS DE DIAGNOTIC RAPIDE (TDRs) :

19. Combien de tests rapides avez-vous utilisés au mois de juin 2011 ? _____
20. Combien de tests rapides étaient positifs au mois de juin 2011 ? _____
21. Combien des personnes réalisent les TDRs dans votre structure de santé? _____

 a) Marque du test rapide utilisé ? _____
 b) Depuis combien de temps ? _____
 c) Qui est votre fournisseur des tests rapides du paludisme ? _____
 d) Avez-vous eu rupture de stock pour les tests rapides du paludisme ? Oui/ Non
 e) Période de rupture de stock en tests rapides du paludisme _____

22. Comment utilisez-vous les tests rapides du paludisme ?
 a) Les tests rapides du paludisme remplacent la microscopie ? Oui / Non
 b) La microscopie est utilisée durant la journée, et les tests rapides du paludisme sont utilisés pendant les services de garde ?   Oui / Non
 c) Autre, précisez : _____

23. Avez-vous participé à une formation (recyclage) sur l'utilisation des **TESTS DE DIAGNOSTIC RAPIDES (TDRs)** ?   Oui / Non
 - Si oui, la (le) dernière formation (recyclage) remonte à quand ? _____

Veuillez retourner vos résultats avant le 30 JUILLET 2011 !

Nos coordonnées

Pierre Mukadi Kaningu

C/O : INRB,
Avenue de la Démocratie C/ Gombe
B.P. : 1197 Kinshasa I
e-mail : kepha4@hotmail.com

Fait à ……………………, le ……………………………
Nom du responsable du laboratoire: ……………………
Nom du laboratoire: ……………………………
E-mail : ……………………………
Tél. : ……………………
Adresse du laboratoire : Province………………..C/
……………

ANNEXE 6: Procédure de comptage des parasites asexués du *Plasmodium*

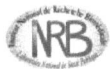

Comité de Pilotage Assurance Qualité (INRB)	N° : P 2001.0001.01
Titre: Calcul de la densité parasitaire pour *P. falciparum* par microlitre de sang	
Type: Procédure	Statut : Validée
Rédigé par: P. Mukadi	Date de création: 11/05/2011
Revue par : P. Gillet & Dr. A. Lukuka	Date d'enregistrement : 27/06/2011

1. **OBJECTIF**
   Estimer la densité parasitaire en déterminant le nombre des parasites asexués (trophozoïtes) présents dans un microlitre de sang du patient.

2. **PRINCIPE**
   Compter les parasites asexués sur une goutte épaisse par rapport au nombre de globules blancs équivalent à 1 µl de sang.

3. **MATÉRIEL**
   - GE colorée positive pour *Plasmodium falciparum*
   - Huile à immersion
   - Compteur à 2 touches de préférence
   - Microscope avec un objectif 100X à immersion
   - Calculatrice

4. **PROCÉDURE**
   1) Déposez une petite goutte d'huile à immersion sur la goutte épaisse
   2) Faites la mise au point au microscope, objectif 100X.
      N.B. : Commencez à compter dès le premier parasite asexué (trophozoïte) observé !
   3) Comptez les parasites contre les globules blancs dans le premier champ :
      o Comptez les parasites asexués (trophozoïtes) à l'aide d'une touche du compteur.
      o Comptez le nombre des globules blancs avec l'autre touche.
   4) Continuez le comptage d'un champ à l'autre :
      a) S'il y a **plus de 100 parasites par champ microscopique**,
         o Comptez le nombre de globules blancs et de parasites présents dans **5 champs microscopiques,**
         o Calculez la densité parasitaire (cf. point 5).
      b) Si après avoir compté un peu plus de 200 globules blancs vous avez compté **plus de 100 parasites**,

- Arrêtez la lecture et
- Calculez la densité parasitaire (cf. point 5).

c) Si après avoir compté un peu plus de 200 globules blancs vous avez compté **moins** de 100 parasites,
- Continuez le comptage jusqu'à **500 globules blancs,**
- Arrêtez la lecture et
- Calculez la densité parasitaire (cf. point 5).

5) Calculez la densité parasitaire selon la formule ci-dessous :

$$\frac{\text{Nombre de parasites asexués comptés}}{\text{Nombre de globules blancs comptés}} \times 8.000 = \text{Nombre de Parasites/}\mu\text{l de sang}$$

N.B. : 8 000 est le nombre moyen de globules blancs présents dans un microlitre de sang.

Exemple 1 :
687 parasites asexués sont comptés pour 54 globules blancs, dans 5 champs microscopiques :
La densité parasitaire sera donc : $\frac{8000 \times 687}{54} = 101\,778$ parasites/µl

Exemple 2 :
87 parasites asexués sont comptés pour 504 GB.
La densité parasitaire sera donc $\frac{8000 \times 87}{504} = 1\,381$ parasites/µl

Exemple 3

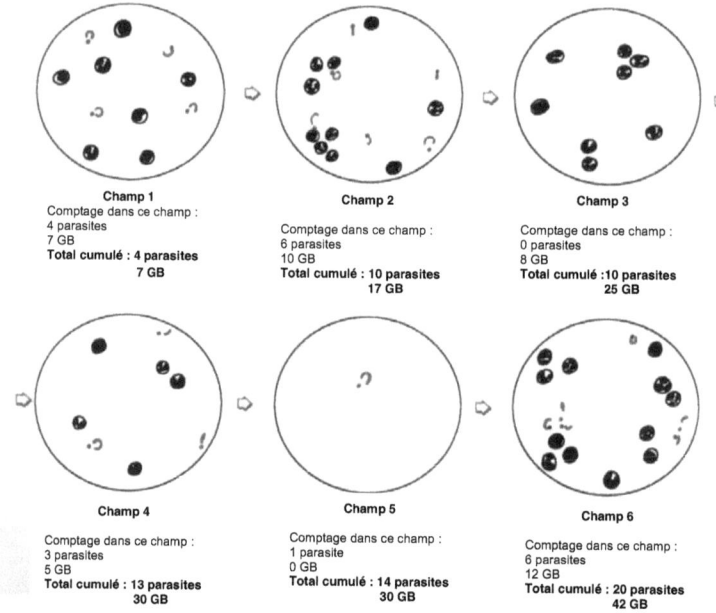

Champ 1
Comptage dans ce champ :
4 parasites
7 GB
**Total cumulé : 4 parasites
7 GB**

Champ 2
Comptage dans ce champ :
6 parasites
10 GB
**Total cumulé : 10 parasites
17 GB**

Champ 3
Comptage dans ce champ :
0 parasites
8 GB
**Total cumulé :10 parasites
25 GB**

Champ 4
Comptage dans ce champ :
3 parasites
5 GB
**Total cumulé : 13 parasites
30 GB**

Champ 5
Comptage dans ce champ :
1 parasite
0 GB
**Total cumulé : 14 parasites
30 GB**

Champ 6
Comptage dans ce champ :
6 parasites
12 GB
**Total cumulé : 20 parasites
42 GB**

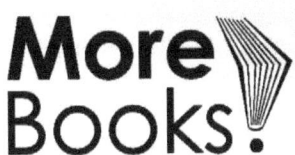
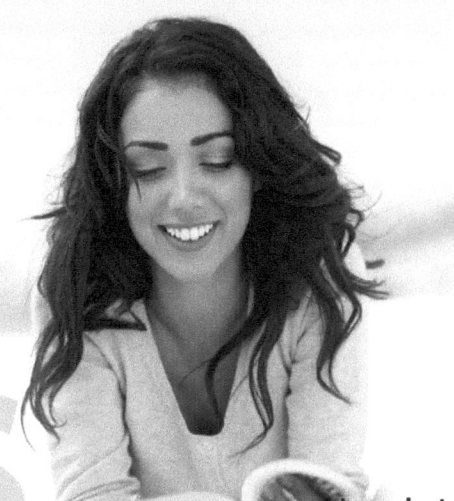

Oui, je veux morebooks!

I want morebooks!

Buy your books fast and straightforward online - at one of the world's fastest growing online book stores! Environmentally sound due to Print-on-Demand technologies.

Buy your books online at
www.get-morebooks.com

Achetez vos livres en ligne, vite et bien, sur l'une des librairies en ligne les plus performantes au monde!
En protégeant nos ressources et notre environnement grâce à l'impression à la demande.

La librairie en ligne pour acheter plus vite
www.morebooks.fr

SIA OmniScriptum Publishing
Brivibas gatve 1 97
LV-103 9 Riga, Latvia
Telefax: +371 68620455

info@omniscriptum.com
www.omniscriptum.com

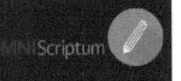

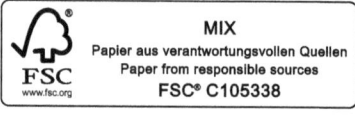

Printed by Books on Demand GmbH, Norderstedt / Germany